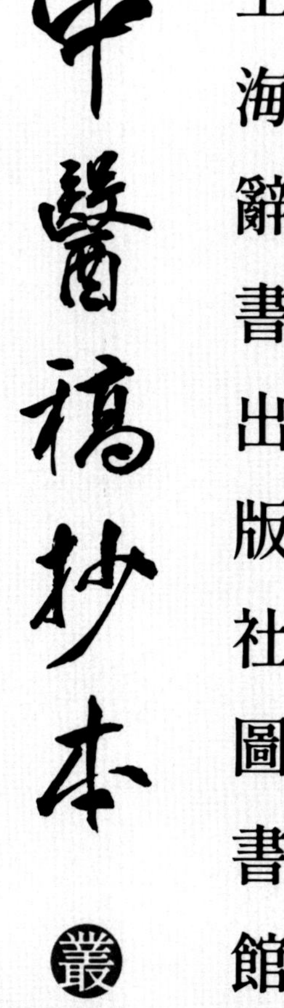

中醫稿抄本叢刊

上海辭書出版社圖書館藏

段逸山◎主編

第

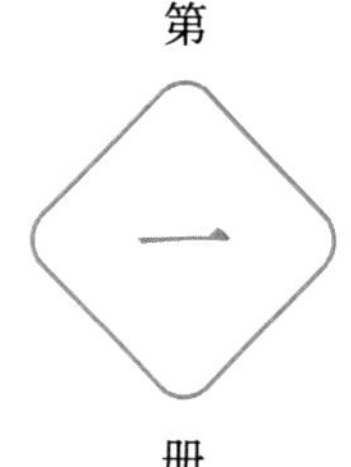

一

册

・讀書餘録・內經素問

・難經正義

上海辭書出版社

圖書在版編目（CIP）數據

上海辭書出版社圖書館藏中醫稿抄本叢刊 / 段逸山主編 . -- 上海 : 上海辭書出版社 , 2024

ISBN 978-7-5326-6144-2

Ⅰ . ①上… Ⅱ . ①段… Ⅲ . ①中國醫藥學－古籍－叢刊 Ⅳ . ① R2-55

中國國家版本館 CIP 數據核字 (2023) 第 205350 號

上海辭書出版社圖書館藏中醫稿抄本叢刊

段逸山　主編

責任編輯　霍麗麗
特約編審　王有朋
助理編輯　葛熠穎
封面設計　黃　駿
責任印製　曹洪玲
出版發行　上海世紀出版集團
上海辭書出版社（www.cishu.com.cn）
地　　址　上海市閔行區號景路一五九弄B座
（郵政編碼：二〇一一〇一）
印　　刷　上海世紀嘉晋數字信息技術有限公司
開　　本　七八七毫米×一〇九二毫米　十六開
印　　張　六百一十八
版　　次　二〇二四年六月第一版
二〇二四年六月第一次印刷
書　　號　ISBN 978-7-5326-6144-2 / R・85
定　　價　壹萬貳仟捌佰圓（全十六册）

本書如有質量問題，請與承印廠聯繫。電話：021-69214195

上海辭書出版社圖書館藏中醫稿抄本叢刊

主　編

段逸山

提要撰寫（以姓氏筆畫爲序）

于業禮　張雪丹　張葦航　熊　俊

前言

在我國出版系統内，藏書最爲豐富的圖書館，首推上海辭書出版社圖書館。該館前身源自創始于一九一二年的中華書局，至今已有一百餘年的歷史。一九三〇年，舒新城擔任中華書局編輯所所長兼圖書館館長以後，廣泛采購古籍，其中多有蔣汝藻的密韻樓以及鄭振鐸的藏書，還收有中醫名家裘吉生的舊藏。原屬康有爲所藏銅活字原版精印本《古今圖書集成》亦囊括于館。此外還得益于張相、沈頤、陸費逵、葉子漸等藏書家的捐贈。一九五八年，中華書局辭海編輯所成立，中華書局圖書館劃歸該所。二十年後，辭海編輯所更名爲上海辭書出版社。目前該館藏書七十餘萬册，品類豐富，管理有方。館藏以工具書、方志、叢書、别集爲特色。古籍館藏以明清版本爲主，明刻本有九百多種，另有稿抄本三百多種，其中就包括中醫稿抄珍本。

本叢刊所收四十種中醫稿抄珍本，并屬原中華書局圖書館藏書，皆留有該館陽文朱方鈐印。絶大部分爲清抄本，另有少量明抄本與民國抄本。屬于稿本、孤抄的有二十九種，幾近四分有三。原屬裘吉生所藏有十七種，鈐有陽文印章『紹興裘氏』『讀有用書樓藏書之章』。裘吉生生前曾編集兩部中醫叢書，一是出版于一九二四年的《三三醫書》，一是出版于一九三五年的《珍本醫書集成》。本叢刊有十四種係裘氏叢書所用排印底本，其中《三三醫書》四種，《珍本醫書集成》十種。

中醫稿抄珍本載録前人的學術見解與臨證經驗，有裨于今人拓展辨證的思路、豐富治療的方法。本叢刊所收廣涉醫經、基礎理論、傷寒、診法、本草、方書、臨證各科、醫案、醫論、養生等類（本書《總目》按此順序編排，不另注明類别，同類者基本按成書先後爲序），多與臨床相關，其中方書四部、臨證各科十四部、醫案十一部，尤其與臨證關係密切。如方書《經驗良方》《青囊集要》《濟世秘方》《驗方薪傳録》除了選用臨證常用方外，共同的特點是收録諸多流傳于民間的驗方，簡便實用而有效。臨證醫書分涉内、兒、外、眼、咽喉諸科，以及各科之綜合，其中每有可取之佳什。如明代朱禄、朱師孔所撰《朱氏痘疹方論》，前三篇《議痘名義》《議痘疹名義》《痘疹義解》，首先從名、義、因、症四個方面詳細分辨痘與疹的异同，名正則言順，爲其後論述痘疹的證治提供了諸多方便。又如曾任明嘉靖時太醫院吏目的尤仲仁，擅長喉科，所撰《喉科集錦》圖文并茂，論述咽喉牙舌口唇的證治，辨證言簡而意賅，論治簡便而易行，係尤氏喉科的代表作之一。醫案是疾病診療過程的記録，通常詳載患者的體狀，包括病證特徵、舌候脉象，記録醫者的判斷，藴涵病因病機、治則治法，其中于辨證擬方，每有非凡的見解、獨到的治法。如清代女醫顧德華諳熟女子以血爲本之理，所撰《花韻樓女科醫案》注重滋陰養血、培陽生血，于情志疾患，善于并治藏血之肝、統血之脾，張元瑞序文認爲『現今女醫中實罕有與匹』。又如《也是山人醫案》方采衆長，藥用輕靈，思博而辨明，論精而治當，頗具吴門醫風，《珍本醫書集成》提要甚至認爲是書所載醫案『較葉氏《指南》爲勝』。

從本叢刊所載中醫稿抄本中還可發現一些文化現象。即以習醫動因而言，往往并非出于『不爲良相，即爲良醫』之高尚心境，而是由于個人或家人的患病經歷。如前述顧德華之業醫，是因其年輕時多病，先後罹患傷暑、咳血諸症，經毗陵醫家李青崖治愈，遂拜李爲師習醫。明人陶本學年少習儒，後因病轉而習醫，著有醫書多種，本叢刊所收《岐黄餘議》即是其一。《傷寒捷訣》的編撰者清人嚴宫方，係因父病而弃儒業醫。清代張潮青于《詩》《書》《易》乃至程朱理學深有研究，并皆撰有著作，後『緣長兒痘殤，不勝悲憤』，遂『遍覓方書』，而步入醫苑，除《痘疹危險録》外，還撰有《痘疹前編》《痘疹後編》。

爲方便讀者瞭解所收稿抄本的概貌，本叢刊對每種文本都撰有叙録體式的提要一篇。類分客觀描述與學術内容。前者詳其信息，涵蓋書名、卷册數、時代（編撰時代與抄寫時代）、責任人、編纂方式以及鈐印、行款等；後者簡述全書結構、體例與要點，結合時代背景，考鏡學術源流，評述其内容、編撰特色、對後世的影響，以及適當考證與該文本、責任人相關問題。

鑒于稿抄珍本的目録有的不甚規範，本叢刊對所收文本另行編製目録。目録編製的依據，一是該文本原有目録，二是該文本正文各篇章之題名。二者若有差别，以後者爲主。對少數文本既缺目録、正文又乏題名者，則根據各篇章内容增益目録。其中《張夢盧學博醫案》《玄功近指》兩種，不僅原書既無目録，正文亦無題名，且未作分類，混雜編排，其目録遂未作補擬。

二〇一九年十月二十日發布的《中共中央 國務院關于促進中醫藥傳承創新發展的意見》，提出『加强典籍研究利用』。上海辭書出版社積極響應號召，將藏于一館的中醫稿抄珍本整理出版，奉獻于社會，擴藏于天下，以致用澤人，其心可嘉。資深編審王有朋先生不僅提供該社圖書館藏書淵源資料，以供本前言撰寫，而且會同教育編輯室主任霍麗麗女士，不辭辛勞地籌劃、設計、審校，并組織複製事宜，俾使本叢刊得以順利出版。團隊同仁張葦航、張雪丹、熊俊、于業禮，皆任教職于上海中醫藥大學科技人文研究院，一嚮偏愛中醫稿抄珍本，曾合作編撰《上海地區館藏未刊中醫鈔本提要》《上海圖書館藏中醫稿抄本叢刊》諸書，因邀集四位才俊，爬羅剔抉，張皇幽眇，撰寫提要。區區則就統籌編纂、檢閲潤色，頗加留意而已。今叢刊勒成，以爲學者提供文本與綫索，或于中醫臨床有所裨益，并冀望借此共同推進中醫文獻學，乃至醫療社會史領域的深入研究。

段逸山　甲辰歲四月

總目

第十四册

第十五册

第十六册

讀書餘録 · 内經素問

讀書餘録・内經素問

《讀書餘録・内經素問》不分卷，稿本，一册。清俞樾著，俞濬輯録。原著約成于道光三十年（一八五〇）。無封面、序跋與目録。俞樾（一八二一—一九〇七），字蔭甫，號曲園居士，浙江德清人，晚清著名學者，于經學致力尤深，著述甚豐，輯爲《春在堂全書》，凡四百九十卷，初刊于同治十年（一八七一），重刊于光緒二十五年（一八九九）。其中包括《群經平議》三十五卷、《諸子平議》三十五卷、《第一樓叢書》三十卷、《曲園雜纂》五十卷、《俞樓雜纂》五十卷，及《賓萌集》《春在堂雜文》《春在堂詩篇》《春在堂隨筆》等，其中與醫學相關者，除此篇外還有《廢醫論》與《枕上三字訣》。按該書首葉原題『讀書餘録』『第一樓叢書之七』『德清俞樾』及『内經素問四十八條』，後皆被墨筆勘删，再結合内容可判斷，此書即《第一樓叢書》第七種《讀書餘録》中的部分内容。《讀書餘録》含《内經素問》四十八條、《鬼谷子》五十五條、《新語》二十二條、《説苑》四十二條、《漢碑》四十一條，此本共十七葉，前半部分爲《内經素問》四十八條，從第十葉起爲《鬼谷子》五十五條，但天頭處以朱筆標注『以下不是』，提示刻印者不必排版。書中《素問》四十八條及校釋部分由俞濬（鑑泉）輯録，更名爲《内經辨言》，交付裘吉生付刊，收入《三三醫書》中，于一九二四年刊行。《三三醫書》第一集《内經辨言》前之提要與俞鑑泉所作《俞曲園〈内經辨言〉序》均記述其原委。是書爲緑格抄本，首葉鈐『中華書局圖書館藏書』陽文朱方。書高二十九點七厘米、寬十六點四厘米，版框高二十三點六厘米、寬十二點九厘米，四周單邊，白口，單魚尾，每半葉十二行，每行三十二字。全文無句讀，葉面右上角標有頁碼，有朱筆校改。據書中標注、校言，及與中華書局圖書館所收多種《三三醫書》排校本比對，此本應是俞鑑泉改訂《内經辨言》供《三三醫書》排印的底本。

俞樾選取《素問》十九篇中的四十八條經文，逐一注釋，以『樾謹按』提出己説。其中用林億新校正本與《太素》《甲乙經》等互爲勘校，援引經子注疏與字書訓詁文詞，引證準確，考據精詳，有探賾索隱、辨訛正誤之功，充分體現出俞樾的學術功力，對于準確理解醫學經典大有助益，是研習《内經》的必要參考。

俞鑑泉在《俞曲園〈内經辨言〉序》中提及將此書改名單行之緣由：『一以欽其慎思明辨之功，一以便醫家顧名購閲。』該抄本反映出《讀書餘録》改題《内經辨言》獨立成書的過程，是書籍遞傳變遷的記録。

（張葦航）

目録

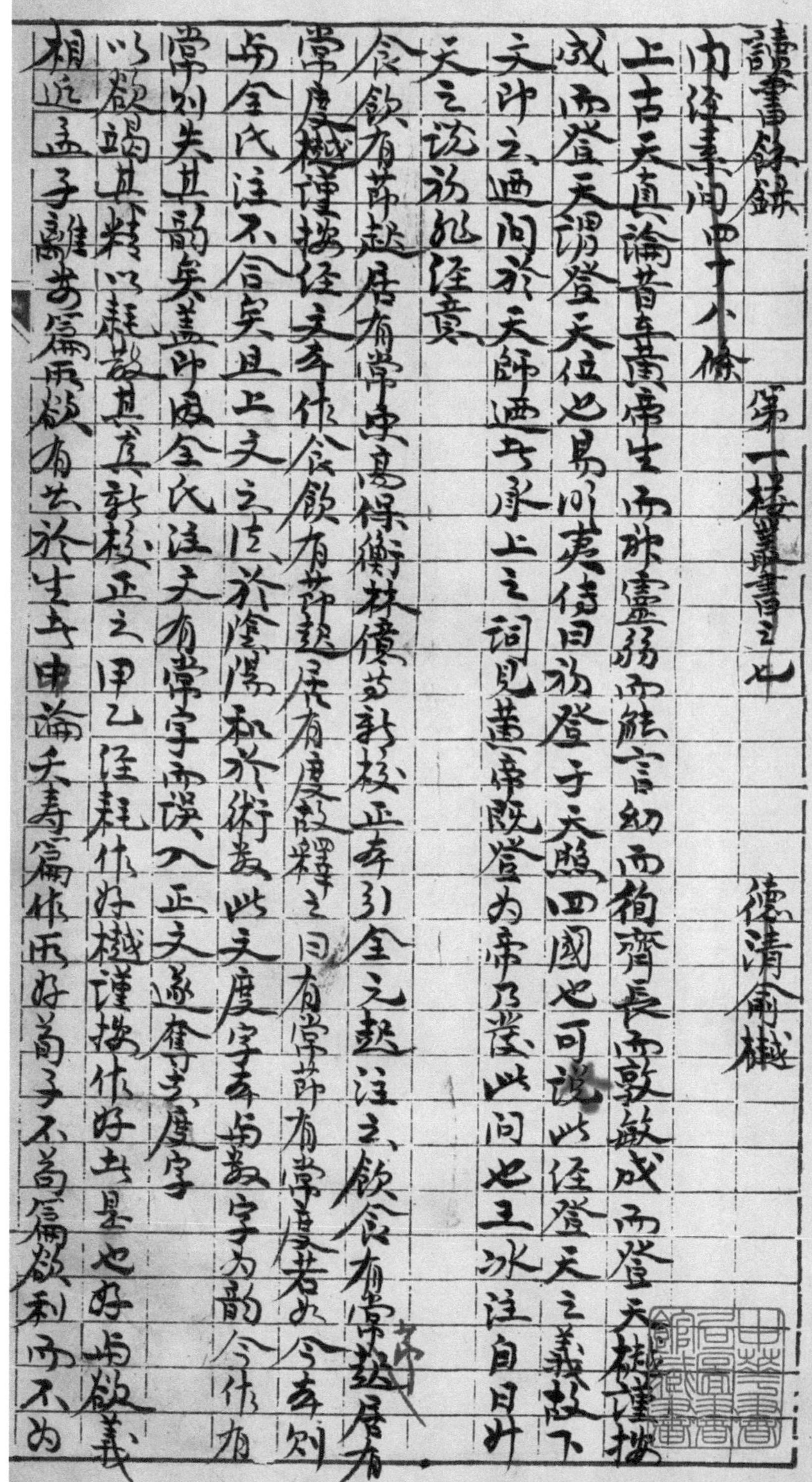

讀書餘録

第一樓叢書之七　德清俞樾

内經素問四十八條

上古天眞論　昔在黄帝生而神靈弱而能言幼而徇齊長而敦敏成而登天　樾謹按成而登天謂登天位也易明夷傳曰初登于天照四國也可説此經登天之義故下文即云迺問於天師迺者承上之詞見黄帝既登爲帝乃發此問也王冰注白日升天之説殊非經意

食飲有節起居有常　案高保衡林億等新校正本引全元起注云飲食有常節起居有常度樾謹按經文本作食飲有節起居有度故釋之曰有常節有常度若如今本則與全氏注不合矣且上文云法於陰陽和於術數此文度字本與數字爲韻今作有常則失其韻矣蓋即因全氏注文有常字而誤入正文遂奪去度字

以欲竭其精以耗散其眞　新校正云甲乙經耗作好　樾謹按作好者是也好與欲義相近孟子離婁篇所欲有甚於生者中論夭壽篇作所好荀子不苟篇欲利而不爲

而乃韓詩外傳作好利是好卟欲也以欲竭其情以好散其真兩句文異而義同今作以耗散其真則語意不倫矣王注曰樂色曰欲輕用曰耗是其所據本已誤也

太衝脉盛新校正云全元起注及太素甲乙經俱作伏衝下衝同樾謹按漢人書太字或作㐲漢太尉公墓中畫象有㐲尉公隸續云字書有㐲字與大同音此碑所云㐲尉公蓋是用㐲為大即大尉公也然則全本及太素甲乙經並作伏衝即太衝也後人不識㐲字加點作伏遂成異字延此字或疑惑故具論之

四氣調神大論使氣亟奪樾謹按奪即今脫字王注以迫奪說之非是

不施則名木多死樾謹按名木猶大木也禮記禮器篇因名山升中于天鄭注曰名猶大也王注以名果珍木說之未得名字之義

逆秋氣則太陰不收肺氣焦滿王注曰焦謂上焦也太陰行氣主化上焦故肺氣不收上焦滿也樾謹按此注非也經言焦不言上安得臆決為上焦乎焦即焦灼之焦禮記問喪篇乾肝焦肺是其義也

逆冬氣則少陰不藏腎氣獨沉　樾謹按獨當爲濁字之誤也腎氣言濁猶上文肺氣言焦是也新校正云獨沉太素作沉濁其文足證而字正作濁可據以訂正今本獨字之誤也

道者聖人行之愚者佩之　王注曰愚者性守於迷故佩服而已　樾謹按王注非也佩當爲倍釋名釋衣服曰佩倍也荀子大略篇一佩易之楊倞注曰佩或爲倍是佩與倍聲近義通倍猶背也昭二十六年左傳倍奸齊盟孟子滕文公篇師死而遂倍之倍並與背同聖人行之愚者倍之謂聖人行道而愚民倍道也下文云從陰陽則生逆之則死從之則治逆之則亂曰從曰逆正分承聖人愚者而言行之故從倍之故逆也王注泥本字爲說未達假借之旨

生氣通天論其氣九州九竅五藏十二節皆通乎天氣　王注曰外布九州而内應九竅故云九州九竅也　樾謹按九竅與九州殆不相應如王氏說將耳目口鼻各在一州能斷言之乎今按九竅二字實爲衍文九州即九竅也爾雅釋獸篇白州驠郭注

曰州竅兆山經倫山有獸如麋其川在尾上郭注曰川竅也川即州字之誤是古謂竅為州此之九州不必更言九竅九竅二字疑即古注之誤入正文者味王注由之之似舊有九州九竅也之說而王氏申說之如此此即不推其致誤之由矣六節藏象論與此同誤

故聖人傳精神王注曰夫精神可傳惟聖人得道者乃能尔樾謹按王注非也傳讀為摶摶聚也摶聚其精神即上古天真論所謂精神不散也管子內業篇摶氣如神萬物備存尹知章注摶謂結聚也與此文語意相近作傳者古字通用

陽氣者煩勞則張精絶樾謹按張字之上奪筋字筋張精絶兩文相對今奪一筋字則義不明王注曰筋脉䐜張精氣竭絶是其所據本未奪也

高梁之變足生大丁王注曰所以丁生於足者四支為諸陽之本也樾謹按王注非也如其說則手亦可生何必足乎新校正云丁生之處亦不常於足蓋謂膏粱之變饒生大丁非偏著足也是以足為饒足之足義亦迂曲足疑是字之誤上之乃生痤

中字疑日字
昨字失排

庸此之是生大丁語意一律是誤爲是於是語詞而釋以實義遂滋曲説矣

故陽氣者一日而主於外樾謹按上文云是故陽因而上衛外者也下文云陽者衛外而爲固也是陽氣固主外然云一日而主外則義不可通主外疑生死二字之誤下文云平旦人氣生日中而陽氣隆日西而陽氣已虚氣門乃閉雖言生不言死然既有生必有死陽氣生於平旦則是日西氣虚之後已爲死氣也故云陽氣者一日而生死生與主死與外並形似而誤

味過於辛筋脈沮弛精神乃央王注曰央久也辛性潤澤散養於筋故令筋緩脈潤精神長久何者辛補肝也新校正云按此論味過所傷難作精神長久之解央乃殃也古文通用樾謹按王注固非校正謂是殃字義亦未安央者盡也楚辭離騷時亦猶其未央兮王逸注曰央盡也九歌爛昭昭兮未央注曰央已也已與盡同義精神乃央言精神乃盡也

陰陽應象大論天有八紀地有五里樾謹按里當爲理詩棫樸篇鄭箋云理之爲紀

白虎通三綱六紀篇紀者理也是紀與理同義天言紀地言理其實一也礼記月令篇無絶地之理無乱人之紀亦以理与紀对言下文云故治不法天之紀不用地之理則災害至矣以改証前知此文本作地有五理也王注曰五行為生育之本井里以井里説里字迂曲甚矣

陰陽離合論則出地者命曰陰中之陽樾謹按則當為財荀子勸学篇口耳之間則四寸耳楊倞注曰則當為財与纔同是其例也財出地者猶纔出地者言始出地也而上文未出地者相对蓋既出地則純乎陽矣惟財出地者乃命之曰陰中之陽也

厥陰根起於大敦陰之絶陽名曰陰之絶陰樾謹按既曰陰之絶陽又曰陰之絶陰義不可通據上文太陽陽明並曰陰中之陽則太陰厥陰應並言陰中之陰疑此文本作厥陰根起於大敦陰之絶陽名曰陰中之陰蓋以其兩陰相合有陰無陽故為陰之絶陽而名之曰陰中之陰也兩文相涉因而致誤

陰陽別論別於陽者知病忌時別於陰者知死生之期樾謹按忌當作起字之誤也上

文之別於陽者，知病處也；別於陰者，知死生之期。玉樞真藏論作別於陽者，知病從來；別於陰者，知死生之期。來字、期字爲韻，則處也二字似誤。此之知病起時，猶彼之知病從來也。蓋別於陽則能知所原起，別於陰則能知所終極，故之処與迎起隸体相似，因而致誤。

曰：二陽之病發心脾，有不得隱曲，女子不月。王注曰：隱曲謂隱蔽委曲之事也。夫腸胃發病，心脾受之。心受之則血不流，脾受之則味不化。血不流故女子不月，味不化則男子少精，是以隱蔽委曲之事不能爲也。樾謹按：王氏此注有四失焉。本文但言女子不月，不言男子少精，增益其文，其失一也。本文先言不得隱曲，後言女子不月，乃增出男子少精，而以不得隱曲總承男女而言，使經文倒置，其失二也。女子不月，既著其文，又申以不得隱曲之言，而男子少精必待注家補出，使經文詳略失宜，其失三也。上古天真論曰：丈夫八歲，腎氣實，髮長齒更；二八，腎氣盛，天癸至，精氣溢寫。男子之精，猶女子月事，並由腎氣少精，與不月正是同病，乃以女子不月屬之心而以男子七疝属之脾，其失四也。今按下文云：三阴三阳俱搏，心腹满，发尽，不得隐曲，五日死。注云：隐曲谓便泻也。然则不得隐曲谓不得便泻，王注前后不照矣。以后注为长。便泻谓之隐曲，盖古语也。此襄十五年左传师慧过宋朝私焉，杜注曰：私，小便。便泻谓之隐曲，犹小便谓之私矣。不得隐曲为一病，女子不月为一病，二者不得并为一谈。不得隐曲从下注训为不得便泻，正与脾病相应矣。

死阴之属不过三日而死，生阳之属不过四日而死。樾谨按：下文之肝之心谓之生阳，心之肺谓之死阴，故王注于死阴之属曰火乘金也，于生阳之属曰木乘火也。是死阴生阳各自有生死之分，而实则皆死征也。故一日不过三日而死，一日不过四日而死。新校正云：别本作四日而生，全元起注本作四日而已，俱通。详上下文义作死者非，此新校正之谬说。盖全本作四日而已者，已乃亡字之误；别本作生者，浅人不察文义，以为死阴言死，生阳宜言生，故臆改之也。新校以死字为非，以生字为是，失厥旨矣。

靈蘭秘典論：消者瞿瞿，孰知其要。新校正云：太素作「肖者濯濯」。樾謹按：太素是也。濯與要為韻，今作瞿，失其韻矣。氣交變大論亦有此文，濯亦誤作瞿，而消字作肖，足證古本與太素同也。

六節藏象論：心者，生之本，神之變也。新校正云：全元起本并太素作「神之處」。樾謹按：處字是也。下文云魄之處、精之處，又云魂之居、營之居，並以居處言，故知變字誤矣。

此為陽中之太陽，通於夏氣。新校正云：全元起本并甲乙經、太素作「陰中之少陽」。樾謹按：此言肝藏也。據金匱真言論曰：陰中之陽，肝也。則此文自宜作陰中之少陽，於義方合。王氏據誤本作注，而以少陽居陽位說之，非是。

五藏生成論：凝於脈者為泣。王注曰：泣為血行不利。樾謹按：字書泣字無此義，泣疑沍字之誤。玉篇水部：沍，胡故切，閉塞也。沍字右旁之互誤而為立，因改為立而成泣字矣。上文云：是故多食鹹，則脈凝泣而變色。泣亦沍字之誤。王氏不注於前而注於後，或其作注時此文沍字猶未誤，故以血行不利說之，正沍字之義也。湯液醪醴

論學注衍脉入云邪所論人血凝泣泣字並當作澀

徇蒙招尤王注曰徇疾也蒙不明也言目暴疾而不明招謂掉也搖掉不定尤甚也目疾不明首掉尤甚謂暴疾也檝謹按王氏説招尤之義甚為迂曲殊失其旨今案未詳其説徇蒙之義則固不然新校云之義謂目瞚瞤動疾數而瞻蒙也此似矣以易乎王注之説今按徇與眴之段字蒙與矇之段字説文目部旬目搖也或作眴矇童蒙也一曰不明也是眴矇並為目疾于義甚顯注家泥徇之本義而訓為疾斯為曲説矣

異法方宜論南方者天地所長養陽之所盛處也檝謹按陽之所盛處也當作盛陽之所處也傳寫錯之

其民嗜酸而食胕檝謹按胕即腐字故王注曰言其所食不芳香新校正曰全元起云食魚也食魚不得謂之食胕全説非

移精變氣論故可移精祝由而已檝謹按説文示部𥛱祝𥛱也是字本作𥛱玉篇曰

䄙恥霤切古文𥛚是字又作袖此作由者即䄙之省也王注曰无假毒藥祝說病由此固望文生訓新校正引全注云祝由南方神則以由為融之叚字由融双声證以昭五年左傳蹶由韓子說林作蹶融則古字本通然祝融而巳文不成義若然則以本艸治病即謂之神農乎全說非也

湯液醪醴論岐伯曰當今之世必齊毒藥攻其中鑱石鍼艾治其外也樾謹按齊當讀為資資用也言必用毒藥及鑱石鍼艾以攻治其內外也考工記或通四方之珍異以資之注曰故書資作齊是資齊古字通

精神不進志意不治故病不可愈新校正云全元起本云精神進志意定故病可愈太素云精神越志意散故病不可愈樾謹按此當以全本為長試連上文讀之帝曰何謂神不使岐伯曰鍼石道也精神進志意定故病可愈蓋精神進志意定即鍼石之道而謂神也若如今本則鍼石之道尚未申說而即言病不可愈之故失之不倫矣又試連下文讀之精神進志意定故病可愈今精壞神去營衛不可復收何者嗜

欲無窮而憂患不止精氣弛壞榮泣衛除故神去之而病不愈也病不愈句正與病

不愈句反復相明若如今本則上言不可愈下又言不愈文義複矣且中間何必以

今字作轉乎此可知王氏所據本之誤太素本失與王同

去宛陳莝新校正云太素莝作莖樾謹按王注之去宛陳莝謂去積久之水物猶如

草莖之不可久留於身中也全本作草莖然則王所據本亦是莖字故以草莖釋之

而又引全本之作莖者以見異字也今作莝則與注不合矣高保衡等失於校正

玉版論要著之玉版命曰合玉機樾謹按合字即命字之誤而衍者玉機真藏論曰

著之玉版藏之藏府每旦讀之名曰玉機正無合字王氏不據以訂正而曲為之說

失之

察色見上下左右各在其要新校正云全元起本察作容樾謹按王注曰察色者他

氣也如肝木部內見赤黃白黑色皆為他氣也然則王所據本亦是容字故以他氣

釋之他氣謂非本部之氣所謂客也今作容誤高保衡等失於校正

脉要精微論：渾渾革革至如涌泉，病進而色弊；綿綿其去如弦絕，死。新校正云：甲乙經及脉經作：渾渾革革至如涌泉，病進而色弊弊，綽綽其去如弦絕者死。樾謹按：王本有奪誤，爲依甲乙經及脉經訂正。惟病進而色弊，不可通。色乃絕之壞字，言待其病進而後絕也。至如涌泉者，一時未即死，病進而後絕；去如弦絕，則即死矣。兩者不同，故分别言之。

夫精明五色者，氣之華也。王注曰：五氣之精華，上見爲五色，變化於精明之間也。樾謹按：王注殊誤。精明五色者是二事。精明以目言，五色以顏色言。蓋人之目與顏色皆足以決人之生死。下文曰：赤欲如白裹朱，不欲如赭；白欲如鵝羽，不欲如鹽；青欲如蒼璧之澤，不欲如藍；黃欲如羅裹雄黃，不欲如黃土；黑欲如重漆色，不欲如地蒼。五色精微象見矣，其壽不久也。此承五色言之，以人之顏色決生死也。又曰：夫精明者，所以視萬物，别白黑，審短長。以長爲短，以白爲黑，如是則精衰矣。此承精明言之，以人之目決生死也。王氏不解此節之義，故下注文精明一節之識其誤也。不知此文出示人決生死之法，非庸工之誤也。失經旨矣。

反四時者，有餘為精，不足為消。王注曰：故有餘者皆為邪氣勝精也。樾謹按：邪氣勝精，豈得謂之精？王注非也。精之言出也。呂氏春秋勿躬篇：自蔽之精者也。至忠篇：乃自伐之精者。高誘注並訓精為出。有餘為精，言有餘者皆為逆出耳。王注未達其誼。

生之有度，四時為宜。新校正云：太素宜作數。樾謹按：作數者是也。度與數為韵。

溢飲者，渴暴多飲而易入肌皮腸胃之外也。新校正云：甲乙經易作溢。樾謹按：王本亦當作溢。其注云：以水飲滿溢，故滲溢易入肌皮腸胃之外也。此易字無義，蓋正文之誤溢為易，故淺人於注中妄增易字耳，非王本之舊。

推而上之，上而不下，腰足清也。推而下之，下而不上，頭項痛也。新校正云：甲乙經上而不下作下而不上，下而不上作上而不下。樾謹按：甲乙經是也。上文云：推而外之，內而不外，有心腹積也。推而內之，外而不內，身有熱也。是外之而不外，內之而不內也為有病然則此文亦當言上之而不上下之而不下方與上文一例若如今存推而上之上而不下推而下之下而不上則固其所耳又何病焉且陽升陰降推而上之而不上則陰氣太過故腰足為之清推而下之而不下則陽氣太過故頭項為之痛王氏注誤本作據曲為之說殆失之矣又按清當為凊說文仌部凊寒也故王注之腰足冷

平人氣象論死心脈來前曲後居樾謹按居者直也言前曲而後直也釋名釋衣服曰裾倨也倨倨然直居與倨通王注曰居不動也失之

玉機真藏論冬脈如營王注曰脈沈而深如營動也樾謹按沈與營動義不相應據下文其氣來沈以搏王注以沈而搏擊於手釋之營動之義或取於此然新校正云甲乙經搏字為濡濡之古軟字乃冬脈之平調若沈而搏擊於手則冬脈之太過脈也當從甲乙經作濡字然則經文搏字本是誤文不得據以為說今按營之言回繞也詩齊譜正義曰水所營繞故曰營丘漢書吳王濞傳劉向傳注並曰營謂周繞之也字

亦通作淡詩標本篇傳曰淡旋也旋者四逆之義各脈渾洗狀若四逆故以淡言
五藏於其受氣所生傳之於其所勝氣舍於其所生死於其所不勝機謹按兩言其
所生則無別矣疑下句衍其字所生者其子也所生者其母也藏氣法時論夫邪氣
之客於身也以勝相加至其所生而愈至其所不勝而甚至於所生而持王注解其所
生曰謂至己所生也解所生曰謂至生己之氣也一曰其所生一曰所生子則云之
此亦當同矣
寶命全形論岐伯對曰夫鹽之味鹹者其氣令器津泄弦絕者其音嘶敗木敷者其
葉發病深者其聲噦人有此三者是為壞府毒藥無治短鍼無取此皆絕皮傷肉血
氣爭黑新校正云按太素云夫鹽之味鹹者其氣令器津泄弦絕者其音嘶敗木陳
者其葉落病深者其聲噦人有此三者是謂壞府毒藥無治短鍼無取此皆絕皮傷
肉血氣爭黑三字與此經不同而注意大異楊上善云言欲知病微者須知其候鹽
之在於器中津泄於外見津而知鹽之有鹹也聲嘶知琴瑟之弦將絕葉落知陳木

云已屢舉此三物衰壞之徵以比聲嘶識病深之候人有聲嘶同三譬言者是爲府壞之候中府壞者病之深也其病既深故鍼藥不能取以其皮肉血氣各不相得故也序詳上義作此節注義方與黃帝上下問答義相貫穿王氏解甚明律義豈淵微矣於注弦絕音嘶木敷葉發病深者聲噦不與帝問相協者之不若楊義之得也樾謹按楊上善注以上三句譬下一句義殊切當木敷葉發者當從彼作木陳葉落者是喻其衰壞自以陳落爲宜也惟人有此三者句尚未得解注云有此三者何得以同三譬之疑此皆絕皮傷肉血氣爭黑十字當在人有此三者之上絕皮一也傷肉二也血氣爭黑三也所謂三者也病深而至於聲噦此皆絕皮傷肉血氣爭黑人有此三者是謂壞府毒藥無治短鍼無取文義甚明傳寫顛倒遂失其義矣按太素無此注此陳落二字不同而新校不云三字者蓋其音嘶敗與時非其音嘶敗者其作其音嘶嗄故注云陰囊津泄而脈弦絕者診當言音嘶嗄敗易者聲亦又曰脈弦音聲敗言音嘶嗄皆以嘶嗄連文是其所據經文亦作嘶嗄不作嘶敗亦太素

不同故得有三字之異也

八正神明論故曰月生而寫是謂藏虛機謹按上文月始生則血氣始精衛氣始行又云月生無寫是日月不云日且日再不言生也日疑曰字之誤

四時者所以分春秋夏冬之氣所在以時調之也八正之虛邪而避之勿犯也機謹按調下衍之也二字本作四時者所以分春秋夏冬之氣所在以時調八正之虛邪而避之勿犯也今衍之也二字文義隔絕

慧然在前按之不得不知其情故曰形機謹按慧然在前本作卒然在前據注曰慧然在前按之不得言三部九候之中卒然逢之不可為之期準也離合真邪論曰在陰與陽不可為度從而察之三部九候卒然逢之早遏其路此其義也注中兩卒然字正釋經文卒然在前之義因經文誤作慧然遂改注文亦作慧然在前如王氏之舊也蓋經文所以致誤者蓋涉下文慧然獨悟口弗能言而誤王於下文注曰慧然謂清爽也則知此文之不作慧然矣不然何不注於上而注於彼乎

離合真邪論：不可挂以髮者，待邪之至時而發鍼寫矣。樾謹按：不可挂以髮者六字衍文，寫字乃焉字之誤。本作待邪之至時而發鍼焉矣，蓋復承上文而信之。上文一則曰其來不可逢，此之謂也；一則曰其往不可追，此之謂也。此則總結之曰待邪之至時而發鍼焉矣。云對黄帝候氣奈何之問。今衍此六字，蓋涉下文而誤。下文云故曰知機道者不可挂以髮，不知機者扣之不發。今誤入此文，義不可通。又據上文是言寫鍼發鍼寫矣，殊苦不詞，蓋寫與焉形似而誤耳。

鬼谷子 五十五條

揣篇：夫賢不肖智愚勇怯仁義有差。樾謹按：仁義二字與賢不肖智愚勇怯不一律，蓋衍文也。陶宏景注曰：言賢不肖智愚勇怯材性不同，各有差品。賢者可揣而同之，不肖可揣而異之，智之與勇可進而貴之，愚之與怯可退而賤之。賢愚各當其分，股肱各盡其力。是其所據本無仁義二字也。

審定有無，以其實虛。樾謹按：以與古通用。儀禮鄉射禮：各以其耦進。鄭注曰：今文以

為毋是也以其字象母毋其字象秦氏恩復校曰一本以作母則非古字矣
貴得其指機謹按貴字乃實字之誤上文以求其實此文實得其指兩文相承陶注
但曰實情既得而不解貴字是所據本未誤也
審問其計謀機謹按此本作問審其計謀故注云安問審其計謀以原其同異即依
正文為說也上文審察其所先後注云故審察其所宜先者先行所宜後者後行之
也又曰審宜有其注云安審宜材術之有其是注文皆依正文為說正文言審察注
亦言審察正文言審宜注亦言審宜若此文是審問注何以到其文而為問審乎
四時開閉以化萬物縱橫反出反覆反忤必由此矣機謹按反出反忤四字衍文
也此文當讀云萬物縱橫反覆必由此矣其文甚明因有
衍反出反忤四字陶氏遂於縱橫字絕句反生反覆反忤並列為三義曲為之說不
可通矣
捭闔者道之大化說之變也必豫審其變化機謹按大字衍文也道之化說之變相

对改文注云言事無開闔則大道不化言說無重故開閉無所以化大道重言說注
中大字乃陶氏加以足句之文本是大字猶言說之言再陶氏加以足句之文本是
言字也之文大字即當注文而衍
反者宜備其有象比以觀其次樾謹按其當作既注云言事既有象比更當觀其次是
其所據本作既有象比
其鈎語合乘得人實也其張罝罔而取獸樾謹按鈎語謂人所隱藏不出之言以術
鈎而出之若孟子所稱以言餂之以不言餂之皆是矣此本云其鈎語合事得人實也若
張罝罔而取獸也蓋謂鈎取人之言語合之其人之行事而得其實猶之乎張罝罔而
取獸也若字誤作其字陶氏遂以釋之而其義失矣
見其情隨而牧之樾謹按方言牧察也此牧字當訓察故下文曰其變當也而牧之
審也牧之不審得情不明陶注訓為牧養則與下義不合矣下文又曰象而比之以
牧其辭牧其辭即察其辭也注曰徐徐牧養令其自言斯曲說矣

其相知也若比目之魚見形也若光之與景也樾謹按魚字絶句太平御覽引此文云其和也若比目之魚和而知之異文是古讀於魚字絶句也見形上當補其字御覽所引文有曰其詞言也若聲與響疑古本作其相和若比目之魚其詞言也若聲之與響也其見形也若光之與景也御覽所引正合古本但缺其察字耳此本有闕文而和字又誤作知陶注遂以我能知己彼須知我解之矣

已不先定牧人不正樾謹按廣韻曰正當也牧人不正謂伺察人不當也注謂牧人之理不通其正非是蓋由學者但知有牧養之義不知有牧察之義故皆失其解

已審先定以牧人樾謹按此本作已先審定以牧人故注曰已能審定以之牧人也今作已審先定者涉上文已不先定而誤

內揵篇內者進說辭樾謹按內讀爲納故曰內者進說辭以進字釋內字也注謂說辭既進內結於君未得內字之義此篇名內揵揵即鍵也周官司門掌授管鍵司農注曰管謂籥也鍵謂牡然則內揵者謂納鍵於管中陶氏解篇名曰上下之交也

内情相得並從結固而不離殆非其旨

若因欲去之而危遇之樾謹按危讀為詭古字詭與危通漢書天文志司詭星出正西史記天官書作司危淮南說林篇尺寸雖齊必有詭文子上德篇詭作危並其證也文選幽通賦變化故而相詭兮曹大家注曰詭反也淮南齊俗篇禮樂相詭服制相反是詭與反同義欲去之而詭遇之猶反在宥篇所謂欲為反不欲取反也

抵巇篇巇者罅也罅者㵎也樾謹按古本巇㵎二字當皆不從山文選蜀都賦劇談戲論劉逵注曰鬼谷先生書有抵戲篇是巇字古止作戲戲且不從山㵎字從可知矣

故因脈循為天地守神樾謹按國語魯語曰山川之靈足以紀綱天下者其守為神社稷之守為公侯故此言為天地守神注謂為天地守其神非失之

離合篇因之而多而萬樾謹按因字無義據注云而多而萬謂數而宜多而宜萬也是多萬以致數言則因字或固字之誤

材質不惠不能用兵 機謹按惠讀爲慧古字通

揣篇是以謂權量 機謹按權量當作量權上文云古之善用天下者必量天下之權而揣諸侯之情是量權二字不平列不當倒其文爲權量也下文云故計國事則當審權量說人主則當審揣情權量亦當作量權方與揣篇首相應

情欲必失其變 機謹按失字無義疑當作知知字爛壞僅存右旁矢字因誤爲失驗下文曰感動而不知其變者乃承此文而言陶氏作注時已誤作失乃曲爲之說曰情欲因喜懼而失於之義殊未安也

此謀之大者也而說之法也 機謹按大字衍文也謀之者說之法相對爲文不當有大字者與大上半相似因是致誤漢書董仲舒傳之者辭之所謂大也漢侯武帝紀大作本是其證也此文本字誤作大校者旁注者字後寫因作大者矣注但曰揣情者乃成謀之者而無大字是其所據本未衍

常爲事於人人莫先之而至此最爲難 機謹按人莫下奪能先二字據注之故爲事

於人人莫能生也又能窮幾尺之事故生之事而字之是其所據本未奪
而以生事美生事者幾之勢也檝謹按美當作要言蜎飛蠕動之蟲無不有利害明
以生事要也要美形近而誤決漏危而美名在秦氏校本曰美一本作要即其例矣
注曰而以成事之美是其所據本已誤

摩篇摩之符也檝謹按此本作摩其揣之術也傳寫者奪其揣二字又涉下句内符
而誤術爲符耳注曰謂揣知其情然後以其所欲摩之故摩爲揣之術是其所據本
正作摩其揣之術也當據以訂正太平御覽引此文之摩其揣之也則又奪術字
說其聽而合乎情檝謹按其術字上文云夫事成而合於數與此句正相對成文
成而抱檝謹按抱當爲保釋名釋姿容曰抱保也相親保也是抱與保義通詩楚茨
篇神保是饗箋云保居也史記齊世家正義云保猶居也然則成而不保猶言成
而不居注云功成不擁何抱之有不拘即不居之誤

權篇佞言者謟而于忠檝謹按于當讀作爲古字通用儀禮士冠禮宜之于假鄭注

曰于猶為也又聘禮記賄在聘于賄注曰于讀曰為茲其侈也論而于患即論而為患下文茲同義民思復疑是于字之誤未得其義

所以窺見閒姦邪 機謹按此本作窺閒姦邪閒讀為見窺閒即窺見也後人因閒為見之段借者識見字傳寫不知而茲之遂作閒見矣禮記祭義篇見閒以俠甒王氏引之曰古見閒同聲故借見為閒後人因閒為見之段借者識見字傳寫不知而茲之遂成見閒以俠甒語詳經義述聞通說與此可互證

變易而不危 機謹按危讀為詭與前摧偏危而之危同與下文變易而不詭謂也

古人有言曰可以食不可以言言之本有諱忌也衆原作金言有曲故也 機謹按本字衍文曰可以食不可以言言之有諱忌也乃引古人之言而釋之無口鍊金言有曲故也無引古人之言而釋之兩之言存文義一律注曰言者觸忌諱故曰有諱也是其所據本已衍本字矣

術目不變而不失其主 機謹按此本作術目變而不失其主與上文術目不失其類

十四

相對，注之不亂，故不要。是其所據本已衍不字

謀偏，故同情而俱相親者，其俱成者也；同欲而相疏者，其偏害者也。樾謹按：偏害當作偏成。下文之同惡而相親者，其俱害者也；同惡而相疏者，偏害者也。彼上言俱害，故下言偏害；然則此上言俱成，下宜言偏成矣。今作偏害，即涉下文而誤

故爲強者積於弱也，有餘者積於不足也。樾謹按：積於弱也下本有爲直者積於曲也一句。注曰：柔弱勝於剛強，故積於弱可以爲強；大直若曲，故積於曲可以爲直；少則得，故積不足可以爲有餘。是陶氏作注時此句未奪，可據補

微而正之。樾謹按：正本作證，故注曰：足恐動之，當不以不要者，則微有所引據以證之。是陶氏所據本作證，不作正也。俗書每以正字代證字，故證誤爲正

其身内，其言外者疏。樾謹按：說文夕部：外，遠也。其身内，其言外，謂其身居密邇，而其言反淺疏遠也。下云其身外，其言深者危，謂其身雖在疏遠，而其言反深切也。一見疏，一見危，職此之故。注云：身在内而言外泄，未達外字之義

無以人之近所不欲而強之於人檝謹按近字衍文蓋即所字之誤而衍者兩字竝
從斤故致誤也注云謂近事與近彼所不欲則其所據本已衍矣
智用於衆人之所不能知而能用於衆人之所不能見檝謹按而能二字衍文也用
於衆人之所不能知用於衆人之所不能見皆承智字爲文非以智能竝列也注曰
衆人所不能知衆人所不能見智獨能用之所以貴於智與其義甚明不當有而能
二字
既用見可否擇事而爲之所以自爲也見不可否擇事而爲之所以爲人也檝謹按此以見
可見不可相對爲文不當言見可否也否衍字注云所見可否擇而爲之將以自爲
所見不可擇事而爲之將以爲人亦猶伯樂教所親相駑馬教所憎相千里馬也否
之衍字
則可以斆遠近之義檝謹按斆當讀爲觳爾雅釋詁觳尽也史記秦始皇紀與監門
之養不觳於此索隱曰觳音學謂尽也觳尽遠近之義即尽遠近之義作斆者古字通

耳陶注曰𣪊卷也卷遠近之人誘於仁義之域也此未達段借之旨正文言遠近之
義不言遠近之人訓𣪊爲卷豈可通乎
決篇害乎於誘也純無戚𧅁謹按此言天下禍害之事皆先有以誘之純純不爲甚
戚乃可以言決矣陶注數句無戚三字屬于節則害乎於誘也句文義未足曲爲
之說而不可通
公王大人之事也𧅁謹按此七字衍文陶注亦不及是蓋古本無此七字
符言篇有主位𧅁謹按有本爲右之主位題目上事也此篇分爲九節自安徐正靜
至以待傾損爲一節題曰右主位自目貴明至則不可塞爲一節題曰右主明自
德之曰術至其莫之極欺爲一節題曰右主德自用賞貴信至而況姦乎君爲一節
題曰右主賞自一曰天之至熒惑之處安在爲一節題曰右主問自心爲九竅之治
至固然久長爲一節題曰右主因自人主不可不周至不見原也爲一節題曰右
主周自一曰長目至莫不闇變更爲一節題曰右主參自循名而爲至和生於當爲

一節題曰右主名因皆段前为右注家遂不得其解矣此篇與見管子九守篇有字
註作右可證
聽之術曰勿堅而距之機謹按堅乃望字之誤疑段堅为望形與堅似因誤为堅也
管子九守篇作勿望而距勿望而許可勝據以訂正句下应有勿望而許之五字宜
據管子補
用賞貴信用刑貴必賞賜貴信必驗耳目之所見聞其所不見聞莫不闇化矣機
謹按此本作用賞者貴信用刑者必刑賞信必驗於耳目之所見聞其所不見聞者莫
不闇化矣管子九守篇作用賞者貴誠用刑者貴必刑賞信必於耳目之所見則其
所不見莫不闇化矣是其證也
四方上下左右前後熒惑之處安在機謹按此以人事言非言天象也注曰熒惑天
之法星所居災青吉凶尤審失其旨矣
君因其政之所以求因與之則不勞聖人用之故能賞之機謹按此本作君因其所以

未因而用之則不勞聖人因之故能掌之傳寫有奪誤今據管子訂正

家于其無常也樾謹按隸書宗字或作家孔宙碑宗今宜之老子銘願宗無之淸宗張納功德敘四竟宗謐孫根碑閭門守宗任伯嗣碑官朝宗靜皆是也此文家于二字乃宗乎二字之誤管子七守篇正作宗乎其無端也可為塙證陶注曰家猶業羣臣既亂故職業無常據誤文而臆為之說漫無訂正柳依鄙隨之云謂出隱居之手或未必然

有主恭樾謹按此題目上事之恭字之義而上所云一曰長目二曰飛耳三曰樹明全不相涉恭乃參字之誤三者皆注乎參稽也管子七守篇正作主參可證陶注曰主於恭在於聰明文思斷曲說矣

循名而爲實安而定樾謹按實安當作按實循名而爲按實而定相對為文管子九守篇作按實而定名是其證

本經陰符篇是以得養五氣樾謹按德古通用德養五氣即得養五氣也其下云五

學得養養務在焉，此上可證。注曰：循理有成謂之德，五學不能循理，則成功不致，故曰
德養五學也，斯曲說矣。
欲多志則心散，機謹按：養穀之一本無志字，為從之。注曰：此明從欲者不能養學者是也，
其所據本未衍，不能養學者乃說心散之義。凡不文有志字也，不文志字即涉注文
而衍。
以變論義義類，說義無窮，機謹按：義義之義衍文也。注曰：故道神，道混沌為物者
冥而能類其義類之變，說無窮之義也。以義類連文，則陶氏所據本未衍義字，惟
辭變字未得其旨。禮記禮運篇大夫死宗廟謂之變，鄭注曰：變當為辯。儀禮鄉飲酒
禮眾賓辯有脯醢，並禮大夫辯受酬，鄭注並曰：古文辯皆作編，是變、辯、編古字通用。
此云變論義類，即編論義類也。以為義類之變，失其旨矣。
損兌法矣。義曰：機謹按：老子曰：塞其兌。河上公注：兌，目也。陶氏即用以說此兌字，而又
引莊子心有眼之說，謂兌者以心眼察理，損者減損，從慮者以心察其說，迂曲殆不

可從據下文曰益之損之皆爲之辭疑此文本當作損益撲著未散有多有少故曰損益注靈著益也下文曰兌者知之也損者行之也兌亦當作益知貴乎博爲學日益之事故曰益者知之也行貴乎約爲道日損之事故曰損者行之也若作兌字義皆不可通矣

中經篇謂交爲之主也樾謹按交乃亥字之誤亥讀曰校爲讀曰徇注古通用字也此言亥亥伺之主其中無守故可以象貌得之若有守之人不可象貌而得矣陶注未達段借之旨乃謂用卦爻占而知之殊誤

以道爲形以聽爲聲樾謹按聽乃德字之誤道德形聲皆對文

故勝者闘其功勢樾謹按闘乃聞字之誤上之稱勝者見其功盛其勢此之聞其功勢即謂彼聞我之功而勢盛也下云弱者聞衰其負亦承上文弱者哀其負而言與此正同可以爲證俗書聞字作闘與聞相似因而致誤耳

攝心者謂逢好學伎術者則爲之稱遠方驗之樾謹按伎術之人聲譽遠聞故爲稱

遠方以驗之陶注读遠字绝句则方驗之三字不成句矣

毒以自所不见之事錄不可以观樾謹按錄不可以观本作錄以示观陶注示證

難經正義

難經正義

《難經正義》六卷，清稿本，二册。清葉霖撰，成書于光緒二十一年（一八九五）。封面題寫書名，無目録，有作者序言一篇。葉霖，字子雨，江蘇揚州人，晚清醫家，室號石林書屋。民國《江都縣續志》有傳，稱其先世爲浙江紹興人，雍正年間徙居揚州。葉霖早年逢太平天國運動，廢學從商，然喜誦詩文，中年後廣搜方書研讀，治病多有療效，且專治重症，不收酬勞，不與時醫争利。葉氏著述頗多，除該書外，尚有《内經類要纂注》《金匱要略闕疑》《脉説》《伏氣解》《痧疹輯要》等抄本與刊本存世，又增訂張鳳逵《傷暑全書》，評注吴鞠通《温病條辨》、王士雄《温熱經緯》等。據地方志記載，還著有《傷寒正義》二十卷、《古今醫話》十四卷，但未見流傳。是書上、下册首葉均鈐印章三枚，自上而下爲陽文『中華書局圖書館藏書』『紹興裘氏』與陰文『讀有用書樓藏書之章』。首卷前題『揚州葉霖學』，下鈐圖書館藏印；其餘各卷原題『古邗葉霖學』，其中卷二、卷三及卷四用鉛筆將『古邗』二字改爲『揚州』；多卷前原有粘紙，現唯有卷三、卷五保留紙條，題寫『揚州葉霖學』與『浙江謝誦穆校』字樣。該書曾爲裘吉生收藏，被《珍本醫書集成》收録，于一九三六年刊行。是本高二十六點四厘米、寬十七點六厘米，版框高二十二點四厘米、寬十五點一厘米，四周單邊，白口，藍色界欄，每半葉十行，墨筆句讀。有朱筆校改符號，并見鉛筆勾畫標識與頁碼標注，應是校訂者手筆，顯爲排印所設。

葉氏序言對《難經》源流做了大致梳理，認爲其有補逸醫經的重要作用，因此『謹考經文，尋其意旨，旁采群籍，資爲佐證，質以諸賢之箋釋，西士之剖驗，以正其義』。全書六卷：卷一爲一難至二十二難，主論脉學；卷二爲二十三難至二十九難，主論經絡；卷三爲三十難至四十七難，主論臟腑；卷四爲四十八難至六十一難，主論病證；卷五爲六十二難至六十八難，主論腧穴；卷六爲六十九難至八十一難，主論針法。每條先頂格抄寫《難經》原文，後加以注釋闡發，主要擇取《内經》經文對舉比較而會通，又參以《傷寒雜病論》《針灸甲乙經》等書，同時亦引入西醫學知識，多有前人未發之論。因此裘氏在《珍本醫書集成》該書提要中評價：『是書辨論精核，考證詳審，爲《難經》注疏中之善本。』

該書雖有《珍本醫書集成》刊本，但稿本保留了其付印前的原貌，反映出部分整理校訂的過程，具有一定文獻價值。

（張葦航）

目録

下册

難經正義 上

序

醫書之繁。汗牛充棟。然剽龒偽託者多矣。[illegible]繹而信之哉。所在慎辨之爾。辨之法有三。考其年以求其世。此後味其辭而索其旨之淺深。臨其診以證其言之是非。而真偽無所匿矣。孰是以觀古今醫籍。蓋十不失一焉。若世傳之難經者。楊玄操序言渤海秦越人所作。殆難窮考。而仲景傷寒論自序有撰用素問九卷八十一難云云。其為漢以前書無疑。是即史遷倉公傳所謂扁鵲之脈書也。而隋書經籍志云。黃帝八十一難二卷。與楊氏之序不侔。夫難。問難也。經者。問難黃帝內經之義也。云黃帝者。或原於此。越人之作。

似屬可信自古言醫者皆祖述內經而內經十八卷西晉亂後亡失益多素問九卷梁七錄隋全元起註本祇存其八已佚第七一卷王太僕拉雜陰陽大論之文以補其亡妄託得自張公秘本殊不足據鍼經九卷唐人搜其殘帙易名靈樞亦非廬山真面越人去古未遠採摘內經精要意周旨賅雖為華元化燼餘之書經呂廣編次不無衍闕然醫經補逸獨賴此篇厥功偉矣惟理趣深遠非淺學得窺堂奧故詮註者亡慮數十家間見精義究不能家家實有指歸豈得為後學津筏讀者病之霖學識庸陋難探元微謹考經文尋其意旨旁採羣籍資

為左證。質以諸賢之箋釋。西士之剖驗。以正其義。非敢啟
幽前秘。嘉惠來茲。唯在譾肆之際。取便繙閱。尔時
光緒二十一年春正月。揚州葉　霖。書於石林書屋。

好龍撤

難經正義卷之一

揚州葉霖學

一難曰：十二經皆有動脉，獨取寸口以決五藏六府死生吉凶之法，何謂也？

首發一難問手足十二經皆有動脈，何以獨取寸口以決死生，以起下文之義。

按：五藏六府之氣晝夜循環，始於肺而終於肺，是肺為一身之主氣，而寸口乃肺之動脈，在太淵經渠之分，為脈之大會，故越人獨取此以候五藏六府之氣。然諸經動脈不可不知，否則握手不及足，難免長沙之呵斥矣。手陽明大腸脈動合谷（在手大指次指岐骨間）。手少陰心脈動極泉（在臂内腋下筋間）。手太陽小腸脈動天窓（在頸側大筋間曲頰下）。手少陽三焦脈動和髎（在耳兑髮陷中）。手厥陰心包絡脈動勞宮（在掌中屈中指無名指盡處是）。足太陽膀胱脈、動委中（在膝膕約紋裏）。足少陰腎脈動太谿（在足踝後跟骨上）。足太陰脾脈動衝門（在期門下同身寸之一尺五分）。足陽明胃脈動衝陽（足大指次指陷中為内庭上内庭同身寸五寸是）。足厥陰肝脈動太衝（足大指本節後同身寸二寸是）。足少陽膽脈動聽會（在耳前陷中）。發明堂鍼灸圖甲乙經諸書指稱動脈者二十餘穴，惟此十餘穴或可用以診候，而此十餘穴中又以太谿、衝陽、太衝三足脈為扼要也。

然寸口者，脈之大會，手太陰之脈動也。

然答辭合衆也。手太陰肺之經。言肺主氣。十二經之脉動。皆肺氣鼓之故。肺朝百脉。而大會於寸口。寸口者。即素問經脉別論氣口成寸以決死生之義。故曰寸口。寸口三部。魚際為寸。太淵之高骨為関。經渠為尺。是手太陰肺經之動脉也。人之飲食入胃。其清氣上注於肺。以應呼吸而行脉度。越人立问之意。所以獨取夫寸口。而後世宗之。為不易之法。四十五難脉會太淵。亦此義也。

人一呼脉行三寸。一吸脉行三寸。呼吸定息。脉行六寸。人一日一夜凡一萬三千五百息。脉行五十度。周於身。漏水下百刻。榮衛行陽二十五度。行陰亦二十五度。為一周也。故五十度復會於手太陰

寸口者五藏六府之所終始故法取於寸口也

此承上文言人謂平人不病而息數調匀者也靈樞五十營篇漏水下百刻以分晝夜人一呼脈再動氣行三寸一吸脈亦再動氣行三寸呼吸定息氣行六寸十息氣行六尺二百七十息氣行十六丈二尺氣行一周於身水下二刻二千七百息氣行十周於身水下二十刻一萬三千五百息氣行五十營於身水下百刻凡行八百一十丈營衛生會篇人受氣於穀穀入於胃以傳於肺其清者為營濁者為衛營在脈中衛在脈外營周不休五十度而復大會衛與營俱行陽二十五度行陰二十五度一周也故亦五十度而復大

會於手太陰矣。素問平人氣象論。人一呼脈再動。一吸脈再動。呼吸定息脈五動。閏以太息。命曰平人。是脈者營氣也。行經脈一日五十周。今日平旦始於手太陰之寸口。明日平旦又會於手太陰之寸口。此五藏六府之所終始。故取法於寸口也。

按脈者血中之氣也。經言營氣取營運於中之義。西醫言食入於胃至小腸。皆有微絲管吸其精液。上至頸會管過肺入心左上房。心體中空。四壁嶙峋。或凹或凸。中有直肉隔之。故稱左房右房。左右半截間上房下房。又有横肉間之。以分上下。筋絲數條牽連。故自能開闔以定呼吸也。化赤為血。此即清者為營也。其血從左上房落左下房。入總脈管。由脊之膂筋循行經脈之間。一日夜五十度周於身盡八百十丈之脈道以應呼吸漏下者營氣也若夫衛氣取衛護於外之義經脈中之血氣由脈管之尾出諸氣街入微絲血管經謂孫絡者是也與陽明之悍氣人之飲食五味雜投奚能無毒西医謂之炭氣者此也相合散布通射皮腠之間充膚熱肉淡滲毫毛此即濁者歸衛也脈管之赤血既入微絲血管合陽明悍氣則其色漸變漸紫西医因其有毒謂之炭氣散布遍体漸併漸粗而接入廻血管經謂絡脈者是也之尾血入廻血管內而藏府外而經脈並脈管交相逆順而行外行經脈者有陰陽之別一支浮於肌腠之上一支沉於分肉之間即陽絡行於皮表陰絡行於皮裏而皆與脈管偕行經言營行

脈中。衛行脈外者是也。廻血管內外行遍。入總迴管。至心右上房。落右下房。遞入於肺。呼出悍氣。吸入生氣。其血復化為赤。入心左上房。陰陽相貫。如環無端者。此之謂也。然氣中有血。血中有氣。氣與血不可須臾之相離。乃陰陽互根。自然之理也。夫運行經脈中之血氣。周夜行五十周者。如月之應水流貫地中。其行疾。出諸氣衛合陽明悍氣。經布周身之血氣。晝夜行一周者。如日隨天道繞地環轉。其行遲。故人與天地參也。行陰行陽者。陰絡陽絡中血氣隨經脈偕之衛氣也。至若外邪襲入。熱傷氣。寒傷血。當責諸孫絡。纏布周身之衛氣。伏氣內發。當責諸絡脈中之衛氣浮於脈外者可刺之以洩其氣況於脈內者宜急攻以殺其毒診脈察病當責諸運氣脈管之營氣蓋血入心之上房落下房過総脈管皆用闔声与呼吸相應故可候脈之動數而西医聽声以辨心疾亦取乎此

二難曰脈有尺寸何謂也然尺寸者脈之大要會也

會聚也要会者言切要聚会之處也人之一身經絡營衛五藏六府莫不由於陰陽而或過與不及於尺寸見焉故為脈之大要会也一難言寸口為脈之大会以肺朝百脈而言也此言尺寸為脈之大要会以陰陽對待而言也

從關至尺是尺內陰之所治也從關至魚際是寸口內陽之所治也

關者尺寸分界之地脈訣所謂高骨爲關是也關下爲尺主腎肝而沉故屬陰魚際太指本節後內廉太白肉名曰魚其赤白肉分界即魚際也關上爲寸口主心肺而浮故屬陽治理也欲明陰陽爲病之治者須於尺寸候之也

故分寸爲尺分尺爲寸

寸爲陽尺爲陰陽上而陰下寸之下尺也尺之上寸也關居其中以爲限也言分寸爲尺分尺爲寸者謂關上分去一寸則餘者爲尺關下分去一尺則餘者爲寸此明尺寸之

所以得名也。

故陰得尺內一寸，陽得寸內九分。

此又於尺寸中分其長短之位，以合陰陽之數。一寸爲偶數，九分爲奇數也。蓋關以下至尺澤皆謂之尺，而診脈則止候關下一寸；關以上至魚際皆謂之寸，而診脈止候關上九分。故曰尺中一寸，寸內九分也。

尺寸終始一寸九分，故曰尺寸也。

寸爲尺之始，尺者寸之終。云尺寸者，以終始對待而言。其實則寸得九分，尺得一寸，皆陰陽之盈數也。然得一寸不名曰寸，得九分不名曰分者，以其在尺之中，有寸之中也。

三難曰。脈有太過。有不及。有陰陽相乘。有覆。有溢。有關。有格。何謂也。

此言太過不及。皆病脈也。陰乘陽則陰太過而犯陽。為陽不及。陽乘陰則陽太過而犯陰。為陰不及。若相乘之甚者。則為覆溢之脈。而成關格之證也。

然。關之前者。陽之動也。脈當見九分而浮。過者。法曰太過。減者。法曰不及。

關前為陽。寸脈所動之位。脈見九分而浮。九陽數。寸之位浮。陽脈是其常也。過謂過於本位。過於常脈。不及謂不及本位。不及常脈。是皆病脈也。

遂上魚為溢為外関内格此陰乘之脈也

遂者徑行而直前也魚即魚際溢如水之溢滿而出於外也陽氣太盛則陰氣不得相營故曰関陰氣太盛則陽氣不得相營故曰格此陰乘陽位其脈遂溢於魚際之分而成外関内格之證也

関以後者陰之動也脈當見一寸而沉過者法曰太過減者法曰不及

関後為陰尺脈所動之位脈見一寸而沉一寸陰數尺之位沉陰脈是其常也過謂過於本位過常脈不及謂不及本位不及常脈皆病脈也

遂入天為覆為內関外格此陽乘之脈也
覆者如墻之傾覆也經云陽氣太盛則陰氣不得相營也以陰不得營於陽陽遂下陷而覆於尺之分此陽乘陰位之脈而成內関外格之證也

故曰覆溢是其真藏之脈人不病而死也

覆溢之脈乃陰陽離絕之徵若覆溢之徵雖関格重證猶或未至危殆若覆溢之甚為真藏之脈真藏者謂藏氣已絕其真形獨現於外不必有疾病而可决其必死也

按脈乃血中之氣謂之營氣西医言穀食入胃其精液

吸至頸過肺奉心化赤為血應呼吸行脈道即靈樞營氣篇云營氣之道内穀為寶穀入於胃乃傳之肺流溢於中布散於外精專者行於經隧常營無已終而復始者是也蓋藏氣者不能自至於手太陰必因於胃氣乃至於手太陰是左右寸口雖屬於肺而皆有陽明胃氣鼓舞其間故胃為脈之根肺為脈之幹也素问脈要精微論云陰陽不相應病名曰関格六節藏象論以人迎一盛至四盛以上為格陽寸口一盛至四盛以上為関陰而靈樞終始禁服諸篇亦以人迎四盛且大且数名曰溢陽溢陽為外格脈口四盛且大且数名

曰溢陰。溢陰為内關。不通死不治。人迎與太陰脈口俱盛。四倍以上。命曰關格。關格者。與之短期。此人迎寸口。指結喉。兩旁人迎。太淵經渠間之寸口而言也。越人既獨取寸口。不診十二經動脈。無取手結喉之人迎。推溢陽為外格。溢陰為内關之意。知人迎為寸口肺脈之根。寸口為人迎胃脈之幹。人迎脈大至一倍二倍三倍四倍。未有不變見於氣口者。以根大而幹亦大也。如人迎四倍以上為外格。證明寸口之脈亦溢於魚上為溢陽脈。以應人迎之氣。為其根幹相通。是寸口以上可察人迎之氣而結喉兩旁之人迎。亦不必診也。此越人獨取寸口以尺寸分覆溢關格脈證之意也後之註難經者不能達越人之意多主此一脈四名之說或謂人迎當診於結喉兩旁死於句下泥執經文皆属誤會不知此節大旨診尺寸以詳陰陽相乘之候而察關格之病也故其設問謂古之論脈者曰太過曰不及曰陰陽相乘曰覆溢曰關格若是說來各有所異否答辭始舉關之前後申明陰陽之位而以過之與減解太過不及為脈之形勢以上魚入尺解覆溢為脈之現體而後結其義曰是為關格病之所成也仲景平脈篇云寸口脈浮而大浮為虛大為實在尺為關在寸為格關則不得小便格則嘔逆是據此節而

申明其證者也。何註家不察之甚耶。

四難曰。脈有陰陽之法。何謂也。然。呼出心與肺。吸入腎與肝。呼吸之間。脾受穀味也。其脈在中。

此言脈之陰陽雖在於尺寸。其陰陽之氣又在浮沉。如心肺居膈上。陽也。呼出必由之。腎肝居膈下。陰也。吸入必歸之。脾受穀味。為生脈之原。而在中。則呼出吸入無不因之。故診脈之法。浮取守心肺。沉取守腎肝。而中應乎脾胃也。

按經言呼出者。非氣自心肺而出也。為腎在膈下。其氣因呼而上至心至肺。故呼出心與肺也。心肺在膈上。其氣隨吸而入至腎至肝。故吸入腎與肝也。夫呼者因陰出。吸者隨陽入。

其呼吸陰陽相隨上下經歷五藏之间乃脾胃受穀氣以涵養之也故言其脉在中讀此節不得刻舟求劍謂呼出之氣為陽吸入之氣為陰也

浮者陽沉者陰也故曰陰陽也

按之不足舉之有餘曰浮浮為陽者象火而炎上也按之有餘舉之不足曰沉沉為陰者象水而润下也

心肺俱浮何以别之然浮而大散者心也浮而短濇者肺也腎肝俱沉何以别之然牢而長者肝也按之濡舉指來實者腎也脾者中州故其脉在中是陰陽之法也

浮大無力按之散而欲去者名曰散浮細而遲往來蹇滯

不前者。名曰濇。沉而有力。實大弦强。按之但覺堅極而不移者。
名曰牢。大而長微弦。按之隱指愊愊然。中取沉取皆有力者。
名曰實。心肺俱浮。何以別之。蓋心屬火。故其象浮而大散。肺屬
金。故其象浮而短濇。肝腎俱沉。何以別之。蓋肝屬木。故其象
牢而長。腎屬水。故其象舉指按之來實。水體外柔而內剛也。
脾屬土。在中。旺於四季。主養四藏。其脈來從容和緩。不沉不
浮。故曰其脈在中也。
脈有一陰一陽。一陰二陽。一陰三陽。有一陽一陰。一陽二陰。一陽三
陰。如此之言。寸口有六脈俱動邪。然。此言者。非有六脈俱動也。謂
浮沉長短滑濇也。浮者陽也。滑者陽也。長者陽也。沉者陰也。

短者陰也。濇陰也。所謂一陰一陽者，謂脉來沉滑而也。一陰二陽者，謂脉來沉滑而長也。一陰三陽者，謂脉來浮滑而長，時一沉也。所言一陽一陰者，謂脉來浮而濇也。一陽二陰者，謂脉來長而沉濇也。一陰三陽者，謂脉來沉濇而短，時一浮也。各以其經所在名病逆順也。

過於本位謂之長，不及本位謂之短。按之往來流利展轉替替然謂之滑也。前引五藏之脉以應五行，此又引三陰三陽之脉以應六氣。其浮滑長三陽也，沉短濇三陰也。而於三部中察此六脉，即可知陰陽盛衰之機。蓋陰陽之脉不單至，惟其不單至，故有此六脉相兼而見；惟其相兼，故有

一陰一陽一陽一陰之不同也此別陰陽客賓之法再隨春夏秋冬觀其六脈之變則庶乎可知病之逆順矣

按徐氏曰此節言六脈互見之象也此但舉其例而言亦互相錯綜非定如此也其經手足三陰三陽也逆順如心脈宜浮腎脈宜沉則為順若心脈反沉腎脈反浮則為逆此又見脈無定體因經而定順逆也然脈之浮沉或可相兼滑濇長短不得並見亦當曉也

五難曰脈有輕重何謂也然初持脈如三菽之重與皮毛相得者肺部也如六菽之重與血脈相得者心部也如九菽之重與肌肉相得者脾部也如十二菽之重與筋平者肝部也按之至

骨舉指來疾者腎部也故曰輕重也

持脈即按脈也菽豆之總名肺位最高而主皮毛故其脈如三菽之重心在肺下主血脈故其脈如六菽之重脾在心下主肌肉故其脈如九菽之重肝在脾之下主筋故其脈如十二菽之重腎在肝下主骨故其脈按之至骨沉之至也舉指來疾言其有力而急迫即四難舉指來實之義也此五藏本脈如此倘有太過不及則病脈也

菽豆之總名診脈輕重何獨取豆且不言三菽四菽五菽而必以三累加之蓋豆在莢累累相連而脈動指下相類以此意推之言三菽重者非三菽加于一部之上乃一指下如有

一菽重也。通称三部，則三菽也。肺位高而主皮毛，故輕。六菽重者，三部各有二菽重也。心在肺下，主血脈，故稍重。九菽重者，三部各有三菽重也。脾在心下，主肌肉，故又稍重。十二菽重者，三部各有四菽重也。肝在脾下，主筋，故較脾又加一菽重也。腎在肝下，而主骨，故其脈按之至骨，沉之至也。而舉之來疾者，何也？夫脈之體血也，其動者氣也。腎水統火，火入水中而化氣，按之至骨，則脈氣不能過于指下。微舉其指，其來頓疾，于前，此見腎氣蒸動，勃不可遏。故曰腎部也。舉指兩字最宜索玩，不可忽也。若去此兩字，是按之至骨而氣來轉疾，乃牢伏類矣。

十二

六難曰脈有陰盛陽虛陽盛陰虛何謂也然浮之損小沉之實大故曰陰盛陽虛沉之損小浮之實大故曰陽盛陰虛是陰陽虛實之意也

浮沉者下指輕重也盛虛者陰陽盈虧也滑氏曰輕手取之而見損小重手取之而見實大知其為陰盛陽虛也重手取之而見損小輕手取之而見實大知其為陽盛陰虛也大抵輕手取之陽之分重手取之陰之分不拘何部率以是推之前四難論陰陽平脈而及乎病脈此節專論陰陽虛實太過不及之義陰陽之診似同而平病微甚各異不可不察徐氏謂上文屬乎陰屬乎陽平脈也

恐不盡然。

七難曰：經言少陽之至，乍大乍小，乍短乍長；陽明之至，浮而短；太陽之至，洪大而長；太陰之至，緊大而長；少陰之至，緊細微而微；厥陰之至，沉短而敦。此六者，是平脈耶？將病脈也？然：皆王脈也。

洪脈似浮而大，兼有力，舉按之則泛泛然滿三部，狀如水之洪流波之湧起，脈來大而鼓也。緊脈帶數，如切繩，如轉索。丹溪謂如紉線，譬言如以二股三股糾合為繩，必旋絞而轉，始得緊而成繩者是也。細脈如線，極細，三候不斷不散者是也。微脈似有似無，浮軟如散，重按之欲絕者是也。上文言三陽三陰之旺脈，此言三陰三陽之旺時至，言其氣至而脈應

之也少陽之至乍大乍小乍短乍長者以少陽陽氣尚微離
陰未遠故其脈無定也陽明之至浮大而短者陽明之
陽已盛然尚未極故浮大而短也太陽之至洪大而長者
太陽之陽極盛故洪大而長也太陰之至緊大而長者太
陰為陰之始故有緊象而尚有長大陽脈也少陰之至
緊細而微者少陰之陰漸盛故緊細而微也厥陰之至
沉短而敦者敦沉重貌以厥陰陰之至故沉短而敦陰脈之
極也此六者非本經之平脈亦非有過之病脈乃六氣
應時而至之旺脈也首稱經言即素問平人氣象論
太陽脈至洪大以長少陽脈至乍數乍踈乍短乍長陽

明脈至浮大而短之義引伸而言之也

其氣以何月各王幾日然冬至之後得甲子少陽王復得甲子陽明王復得甲子太陽王復得甲子太陰王復得甲子少陰王復得甲子厥陰王王各六十日六六三百六十日以成一歲此三陽三陰之王時日大要也

古歷以十一月甲子合朔冬至為歷元然小歲周三百六十五日四分日之一則日有零餘歲各有差越人申素问六節藏象論之義以六六之節成一歲其自冬至之後得甲子即是來年初之氣分為歲差之活法也其甲子或在小寒之初或在大寒之初以應手少陽之氣少陽之陽其陽尚

微復得甲子應手陽明陽明則陽已盛復得甲子應手太陽太陽則陽極盛陽極則陰生而太陰用事故復得甲子應手太陰太陰之陰氣尚微復得甲子應手少陰少陰則陰已盛復得甲子應手厥陰厥陰則陰極盛陰盛則陽生如是無已此三陰三陽之旺脈隨六甲之日數者如此

按歸藏商易取用乎坤而以十二辟卦候一歲十二月消息亦即乾坤二卦六爻之旁解也蓋乾之六陽自十一月建子冬至一陽始生為地雷復卦即乾之初九爻十二月建丑二陽生為地澤臨卦即乾之九二爻正月建寅

15

三陽生為地天泰卦即乾九三爻二月建卯四陽生為雷天大壯卦即乾九四爻三月建辰五陽生為澤天夬卦即乾九五爻至四月建巳六陽充足成為乾為天即乾之上九爻此一年之乾卦也五月建午夏至一陰生為天風姤卦即坤之初六爻六月建未二陰生為天山遯卦即坤六二爻七月建申三陰生為天地否卦即坤六三爻八月建酉四陰生為風地觀卦即坤六四爻九月建戌五陰生為山地剝卦即坤六五爻至十月建亥六陰純靜而為坤為地即坤之上六爻此一年之坤卦也夫坤為萬物之母而能生物然坤本純陰必待乾与之交而得其陽然後始能生萬物也十二爻次序世

十五

人皆以子為首因坤臨十月亥坤為純陰之卦陰極則陽生故十一月冬至一陽升于地上為地雷復也不知造化端倪實不在子而在午蓋天地交而萬物生是乾坤交姤之初即為萬物造端之始然交必陽體充足而後能交乾之六陽乃充足於四月之巳次為午故乾至五月建午始而坤交是則乾足於巳而動於午巳午皆火故伏羲卦乾居正南乾之外體屬火乾中含蓄陰精屬金故五行家言庚金長生在巳所謂長生者乃指其生之之原而言也乾之初動於午每年五月夏至之時乾上九之一陽已升至天頂極高不得不轉而向下向下即感動坤陰之氣上

16

升而交。故天地三交。五月建午為第一交。六月未為第二交。七月申為第三交。所謂坤三索於乾也。乾坤交而謂之索者。以坤本純陰。必索於乾而後有陽。始能生化也。乾陽入坤而化為氣。氣升為雲為雨。蓋三辟卦乾位巳火也。坤位亥水也。乾與坤交。火入水中而化為氣。以水為質。火為性也。人與天地參試以一碗。人張口氣呵之則生水。故知氣之形屬水。而其所以能升騰行動者則火也。爻辭曰見羣龍无首吉。言氣升能為雲雨。故喻為龍。而乾與坤三交。則乾上四五之三爻盡入於坤。而乾上出交巳火之首。早入亥水之中。為六月生胚胎之兆。故龍之无首吉也。此節言三陽三陰之六氣。與素問六

微旨諸論主氣客氣者有间越人謂冬至復得甲子者
以冬至為地雷復一陽始生之初應少陽甲木春升之氣
而甲子為干支之首六氣莫不由之變更故用以察一歲
陰陽之氣也

八難曰寸口脉平而死者何謂也然諸十二經脉者皆係於生氣
之原所謂生氣之原者謂十二經之根本也謂腎间動氣也此
五藏六府之本十二經脉之根呼吸之门三焦之原一名守邪之
神故氣者人之根本也根絶則莖葉枯矣寸口脉平而死者生
氣獨絶於内也

寸口脉平而死者非謂穀氣變見於寸口以決死生乃言脉之

體。腎間動氣。為生氣之原。即素問陰陽離合論曰。大衝之地。名曰少陰者是也。大衝者腎脉與衝脉合而盛大。故曰大衝。夫腎間則衝脉所出之地。外當季関元之分。而三焦氣化之原。十二經之氣。皆系於此。故曰根本也。挾任脉上至咽喉。以通呼吸。故曰呼吸之門。上系手三陰三陽為支。下系足三陰三陽為根。故越人引樹以設喻也。是氣也為十二經之原。三焦之府。主宣行營衛者也。又為精神所舍。元氣之所係也。一名守邪之神者。以命门之神固守。邪氣不得妄入。入則死。若腎氣先絶於内。其人不病。病即危矣。

按腎间動氣。為十二經生氣之原。統轄營衛者也。蓋人身氣血之升降必由呼吸以循環吸入天之陽呼出地之陰心主君火吸入之氣乃天陽也亦屬火其氣由鼻入肺歷心引心火從心系循脊脉入腎又從腎系以達下焦胞室挾膀胱至下口其吸入天之陽氣合心火蒸動膀胱之水化而為氣循衝任而上過膈入肺而還出於口鼻上出之氣在口舌藏府之中則為津液由諸氣衝外出於皮毛以薰膚潤肌則為汗此火入水中化氣之理即乾坤相交三索之義故曰人與天地參也

九難曰何以別知藏府之病耶然數者府也遲者藏也數則為熱遲則為寒諸陽為熱諸陰為寒故以別知藏府之病也

此分別藏府之病也人一呼一吸為一息脈亦應之一息之间脈四至閏以太息脈五至命曰平人平人者不病之脈也其有增減則為病矣一息三至曰遲不及之脈也一息六至曰數太過之脈也藏為陰府為陽脈數者屬府脈為陽為熱脈遲者屬藏為陰為寒又推言所以數屬府遲屬藏之義故曰諸陽為熱諸陰為寒也然此但言其陰陽大概耳未可泥也

按府病亦有遲脈藏病亦有數脈以遲數别藏府固不可執而以遲數分寒熱亦有未盡然者夫遲為陰脈醫者一呼一吸病者脈來三至去來極慢者是也遲脈為病皆因內傷生冷寒凉之物外涉水氷陰寒之氣多

中於臟或中於府或入於腠理以致氣血稽遲不行故主陽氣虛氣血凝滯為陰盛陽衰之候觀其遲之微甚而識寒之淺深此道其常也若遲而有力更兼濇滯舉按皆然者乃熱邪壅結隧道不利失其常度故脈反呈遲象然未可造次必驗之於證如胸脘飽悶便秘溺赤方是主熱之遲脈也若景岳所云傷寒初解遺熱未清經脈未充胃氣未復脈必遲滑或見遲緩河間云熱盛自汗吐利過極則氣液虛損脈亦遲而不能數此又營氣不足復為熱傷不能運動熱邪反為所阻失其輸轉之機故緩慢而行遲也再遲而不流利為濇遲而歇

止為結。遲濡浮大且緩為虛。似是而非。尤當辨認也。數脈為陽。醫者一呼一吸。病者脈來六七至者是也。數脈主熱。為病進。為陰不勝陽。故脈來太過也。然亦主寒者。若脈來浮數大而無力。按之豁然而空。微細欲絕。此陰盛於下。逼陽於上。虛陽浮露於外。而作身熱面赤戴陽。故脈數要大無神也。丹溪云。脈數盛大。按之濇而外有熱證。名中寒。乃寒流血脈。外證熱而脈即數。亦此義也。越人祗言其常。而未言其變。經文簡奧。如此等概略之言甚多。學者當細心領會。不可刻舟求劍也。

十難曰。一脈為十變者。何謂也。然。五邪剛柔相逢之意也。假令心脈急甚者。肝邪干心也。心脈微急者。胆邪干小腸也。心脈大甚

者心邪自干心也心脈微大者小腸邪自干小腸也心脈緩甚者
脾邪干心也心脈微緩者胃邪干心腸也心脈濇甚者肺邪干心
也心脈微濇者大腸邪干小腸也心脈沉甚者腎邪干心也心脈
微沉者膀胱邪干小腸也五藏各有剛柔邪故令一脈輒變為
十也

一脈十變謂一藏之脈其變有十也五邪者五藏五府之邪
也剛柔五藏為柔六府為剛相逢謂藏邪干藏府邪干府
也蓋藏干藏則脈盛府干府則脈微假如夏主心脈當浮
大而散今反弦而急甚者肝邪來干心也此從後來毋乘子
為害邪小腸心之府脈當浮大而洪長而微弦急者為胆邪

20

陽干於陽陰干於陰同氣相求也心脈雖洪大當以胃氣為本今無胃氣故其脈大甚也此心自病為正邪故言自干心也小腸心之府微大者較洪大則小為小腸自病故曰自干也緩者脾脈乘心故令心脈緩也從前來子乘母為實邪故言脾邪干心也胃脈小緩見於心部小腸心府故亦言干也濇為肺脈今見心部是火不足以制金金反凌火從所不勝來為微邪故言肺邪干心也微濇大腸脈小腸心府故見於心部而言干也沉者腎脈心火炎上其脈本浮今反見沉是水來尅火從所勝來為賊邪故言腎干心也微沉者膀胱脈也小腸心府亦見心部故言干之也此皆夏旺之時心脈見如此者為失時脈推此十變之

候乃五行勝復相加故謂之五邪也五藏各有表裏更相乘之一脈成十故曰十變也有陽有陰故曰剛柔也於本位見他脈故曰相逢相干也越人以一心藏為例餘可類推矣

十一難曰經言脈不滿五十動而一止一藏無氣者何藏也然人吸者隨陰入呼者因陽出今吸不能至腎至肝而還故知一藏無氣者腎氣先絶也

靈樞根結篇曰人一日一夜五十營以營五藏之精不應數者名曰狂生所謂五十營者五藏皆受氣持其脈口數其至也五十動不一代者五藏皆受氣四十動一代者一藏無氣三十動一代者二藏無氣二十動一代者三藏無氣十動一代者四藏無氣不滿

十動一代者，五藏無氣，予之短期。止而代，同此引經文而約言之

也。吸者陽隨陰入，呼者陰因陽出。今吸不能至腎，唯至肝而還

者，因腎位最下，吸氣較遠。脈若不滿五十動而一止，知腎氣衰

竭，則不能隨諸藏氣而上矣。

十二難曰：經言五藏脈已絶於內，用鍼者反實其外；五藏脈已絶

於外，用鍼者反實其內。內外之絶，何以別之？然：五藏脈已絶於內

者，腎肝氣已絶於內也，而醫反補其心肺；五藏脈已絶於外者，其

心肺脈已絶於外也，而醫反補其腎肝。陽絶補陰，陰絶補陽，是

謂實實虛虛，損不足益有餘。如此死者，醫殺之耳。

靈樞九鍼十二原篇曰：凡將用鍼，必先診脈，視氣之劇易，乃

可以治也五藏之氣已絶於内而用鍼者反實其外是謂重竭

重竭必死其死也静治之者輒反其氣取腋與膺五藏之氣已

絶於外而用鍼者反實其内是謂逆厥逆厥則必死其死也

躁治之者反取四末此内絶爲陰虚故補腋與膺以其爲藏氣

之所出也外絶爲陽虚故補四末以其爲諸陽之本也小鍼解

曰所謂五藏之氣已絶於内者脈口氣内絶不至反取其外之病

處與陽經之合有留鍼以致陽氣陽氣至則内重竭重竭

則死矣其死也無氣以動故静所謂五藏之氣已絶於外者脈口

氣外絶不至反取其四末之輸有留鍼以致其陰氣陰氣至

則陽氣反入則逆逆則死矣其死也陰氣有餘故躁此以脈口

22

內外言陰陽內外需竅不可誤也越人以心肺腎肝別陰陽者以心肺在膈上通於天氣主心脈為營肺主氣為衛營衛浮行皮膚血脈之中故言外也腎肝在膈下通於地氣以藏精血以充骨髓故言內也馮氏謂此篇合入用鍼補瀉之類當在六十難之後以例相從也其說亦是

十三難曰經言見其色而不得其脈反得相勝之脈者即死得相生之脈者病即自已色之與脈當相參相應為之奈何

靈樞邪氣藏府病形篇曰夫色脈與尺之相應也如鼓桴影響之相應也不得相失也此亦本末根葉之出候也故根死則葉枯矣色脈形肉不得相失也故知一則為工知二則為神知三則神且

明矣色青者其脉弦也赤者其脉鉤也黄者其脉代也白者其脉毛黑者其脉石見其色而不得其脉反得其相勝之脉則死矣得其相生之脉則病已矣已愈也参合也經言即此篇之義也

然五藏有五色皆見於面亦當与寸口尺内相應假令色青其脉當弦而急色赤其脉浮大而散色黄其脉中緩而大色白其脉浮濇而短色黑其脉沉濡而滑此所謂五色之與脉當参相應也

此論色與脉當参合相應也色指五色之見於面者而言脉指診言謂營血之所循行也尺指皮膚言謂脉外之氣血從手陽明之絡而變見於尺膚脉内之血氣從手太陰經而變見於尺寸此皆胃府五藏所生之氣血本末根葉之出候也故見其色得其脉矣

脉數。尺之皮膚亦數。脉急。尺之皮膚亦急。脉緩。尺之皮膚亦緩。脉濇。尺之皮膚亦濇。脉滑。尺之皮膚亦滑。

靈樞邪氣藏府府形篇曰。調其脉之緩急大小滑濇。而病變定矣。脉急者。尺之皮膚亦急。脉緩者。尺之皮膚亦緩。脉小者。尺之皮膚亦減而少氣。脉大者。尺之皮膚亦賁而起。脉滑者。尺之皮膚亦滑。脉濇者。尺之皮膚亦濇。凡此變者。有微有甚。故善調尺者。不待於寸。善調脉者。不待於色。能參合而行之者。可以為上工。上工十全九。行二者為中工。中工十全七。行一者為下工。下工十全六。此節即其義也。夫尺膚之氣血。出於胃府水穀之精。注於藏府經隧。而外布於皮膚。寸口尺脉之血氣。出於胃府水穀之精。營行於藏府經脉之中。

變見於手太陰之兩脈口皆五藏之血氣所注故緩急小大滑濇如桴鼓之相應也徐氏謂以大小而易數字數者一息六七至之謂若皮膚則如何能數不知素問奇病論曰人有尺脈數甚筋急而見是則尺膚亦有數之候也

五藏各有聲色臭味當與寸口尺內相應其不相應者病也假令色青其脈浮濇而短若大而緩為相勝浮大而散若小而滑為相生也

五藏各有聲色臭味當與寸口尺內相應其不相應者病也答辞但言色脈相參不言声臭味殆闕文歟虞氏云肝脈弦其色青其聲呼其臭羶其味酸心脈洪其色赤其声笑其臭焦其

味苦脾脈緩其色黃其声歌其臭香其味甘肺脈濇其色白其声哭其臭腥其味辛腎脈沉其色黑其声呻其臭腐其味鹹此即相應之謂也若不相應者舉肝木為例如青者肝之色見浮濇而短之肺脈金剋木為賊邪見大而緩之脾脈為木尅土此相勝也見浮大而散之心脈為木生火見小而滑之腎脈為水生木心為肝之子腎為肝之母故為相生也若肝病而色白多哭好腥喜辛此声色臭味皆肺之見證亦屬賊邪病必重也

經言知一為下工知二為中工知三為上工上工者十全九中工者十全八下工者十全六此之謂也

上工能洞悉色脈皮膚臭味三法相生相勝之順逆故治病十

全其九中工知二謂不能全收故治病十全其八下工僅能知一故治病十全其六此即前靈樞藏府病形篇之義也

十四難曰脈有損至何謂也然至之脈一呼再至曰平三至曰離經四至曰奪精五至曰死六至曰命絕此至之脈也何謂損一呼一至曰離經二呼一至曰奪精三呼一至曰死四呼一至曰命絕此損之脈也至脈從下上損脈從上下也

平人之脈一呼再至一吸再至呼吸定息四至閏以太息脈五至加之為過曰至不及為減曰損至脈從下而逆上由腎而至肺也損脈從上而行下由肺而之腎也離經者脈呼吸六至已離其經常之度也

一呼四至一吸四至則一息八九至乃陽氣亂故脈數數則氣為熱耗

耗則精竭故曰奪精也五至死之漸六至其命絕矣然數脈一息十至十二三至遲脈四呼始見一至皆僅見之脈也

損脈之為病奈何然一損損於皮毛皮聚而毛落二損損於血脈血脈虛少不能榮於五藏六府也三損損於肌肉肌肉消瘦飲食不為肌膚四損損於筋筋緩不能自收持也五損損於骨骨痿不能起於床反此者至於收病也從上下者骨痿不能起於床者死從下上者皮聚而毛落也者死

此推究損脈病證也一損損肺肺主皮毛肺損故皮聚而毛落也二損損心心主血脈心損則血虛故不能榮養藏府也三損損脾脾納五味而主肌肉脾損失其運化之權故肌肉消瘦也四損損

肝〻主筋肝損不克充其筋故縱緩不能收持也五損〻腎〻主
骨腎損故骨痿不能起於床也從上下者從肺損至腎五藏俱
盡故死肺在上也從下上者從腎損至肺亦復五藏俱盡故死
腎在下也於收滑氏云當作脈之二字思意尤不若丁氏之反此
者至之脈病也為是
治損之法奈何然其（損）肺者益其氣損其心者調其榮衛損其脾
者調其飲食適其寒溫損其肝者緩其中損其腎者益其精
此治損之法也
肺主氣肺損者宜益其氣心主血脈心損者宜調其榮衛
使血脈有所資也脾受穀味而主肌肉脾損者宜調其飲食

適其寒溫。俾達運不失其職。肝藏血而主怒。怒則傷肝。肝損者宜緩其中。即經所謂肝苦急、急食甘以緩之之義。腎藏精而主骨。腎損者宜益其精。蓋病在何藏。則各隨其所在而治之也。

脈有一呼再至。一吸再至。有一呼三至。一吸三至。有一呼四至。一吸四至。有一呼五至。一吸五至。有一呼六至。一吸六至。有一呼一至。一吸一至。再呼一至。再吸一至。有呼吸再至。脈來如此。何以別知其病也。

上文統言五藏受病之次序。此再舉損至之脈。以求其病形也。滑氏曰。前之損至。以五藏自病得之於內者而言。此則以經絡血氣為邪所中之微甚。自外得之者而言也。其曰呼吸再至。即一呼一至。一吸一至之謂。疑衍文也。

然脈來一呼再至一吸再至不大不小曰平一呼三至一吸三至為適得

病前大後小即頭痛目眩前小後大即胸滿短氣一呼四至一吸四至

病欲甚脈洪大者苦煩滿沉細者腹中痛滑者傷熱濇者中霧

露一呼五至一吸五至其人當困沉細夜加浮大晝加不大不小雖困

可治其有大小者為難治一呼六至一吸六至為死也沉細夜死浮大

晝死一呼一至一吸一至名曰損人雖能行猶當着床所以然者血氣

皆不足故也再呼一至再吸一至名曰無魂無魂者當死也人雖能行

名曰行尸

一息四至閏以太息五至是為平脈一呼三至一吸三至是一息之

間有六七至比之平人較多兩至適得病而未甚即上文離經

27

之義也前謂寸後謂尺寸大尺小病氣在陽為濁氣上逆之候故頭痛目眩也寸小尺大病氣在陰為清氣上陷脾肝不升肺胃不降故胸滿短氣也一呼四至一吸四至是一息之間有八九至故病欲甚即上文奪精之義也脈洪大者陽邪外越為膽上逆而火升故苦煩滿也沉細者陰邪內陷為肝脾下陷而土賊故腹中痛也滑乃血實故為熱濇為傷濕故曰中霧露此又於病之微甚間分別言之欲令學者取所現脈象以別其病而推廣其義也一呼五至一吸五至是一息之間脈來十外至則其人沉困近於死矣夜為陰晝為陽沉細陰甚盛故加於夜浮大陽盛故加於晝大即浮大小即沉細若不大不小則晝夜不至有加陰陽相等故可治若

二十七

更參差不倫則難治矣一呼一至一吸一至是一息之間脈來二三至為損以血氣皆虧雖能行步久當不起於床也若再呼一至再吸一至遲之極矣則其人魂氣已離生道已絕如尸之行故曰行尸

上部有脈下部無脈其人當吐不吐者死上部無脈下部有脈雖困無能為害所以然者譬如人之有尺樹之有根枝葉雖枯槁根本將自生脈有根本人有元氣故知不死

上部寸口下部尺中上部有脈下部無脈者邪實於上陽遏不降吐則氣逆於上故脈亦從而上則下部之無脈乃因吐而然非真離其根也若無吐證為上無邪而下氣竭故曰當死上部

無脈下部有脈雖困無害者蓋脈者根乎元氣以運行者也元氣未傷則脈自能漸生其所以上部之無脈者特因氣血之偶有滯耳病去則自復故曰人之有尺譬如樹之有根也此越人又因上文損至之義引申之以見無脈之故亦有兩端不可概定為死也

按損脈者遲脈也至脈者數脈也曷不云乎遲數而言損至者何也蓋遲數之脈統攝寒熱表裏虛實所包者廣越人恐後學之誤會故以一息四至終於十二三至為至始於一息二至終於兩息一至為損明損脈從上而下由肺氣虛而及於腎陽竭至脈從下而上由腎陰虛而及於肺氣盡並

損脈之本原病起於肺若失治必遞及於心脾肝腎其損脈必反而為至脈因腎虛火燥復由腎而遞及肝脾心肺而死故曰反此者至之脈病也嘗見虛寒之證未傳而現躁急之脈者為不明治損之法扶陽不早延至陰氣亦竭也夫扶陽者扶持胃脘之陽更察五藏之損以益之非徒執薑桂烏附之謂也更有進者近世醫家每以虛勞兩字為怯病通稱不知虛損病自上而下癆瘵病自下而上以癆瘵法治虛損多轉泄瀉以虛損法治勞瘵必致喘促於此涇渭不分能免於南轅北轍之相左乎此皆不明損至之義也越人既以損至之脈明虛損勞瘵之治恐急證無脈後人不察混入損脈故

又申明上部有脈下部無脈上部無脈下部有脈之旨而復
歸重於元氣以結此章之義學者於此尤宜三致意焉

十五難曰經言春脈弦夏脈鉤秋脈毛冬脈石是王脈耶將病脈也然弦鉤毛石者四時之脈也春脈弦者肝東方木也萬物始生未有枝葉故其脈之來濡弱而長故曰弦夏脈鉤者心南方火也萬物所茂垂枝布葉皆下曲如鉤故其脈之來疾去遲故曰鉤秋脈毛者肺西方金也萬物之所終草木華葉皆秋而落其枝獨在若毫毛也故其脈之來輕虛以浮故曰毛冬脈石者腎北方水也萬物之所藏也盛冬之時水凝如石故其脈之來沉濡而滑故曰石此四時之脈也如有變奈何

二十九

經謂素問平人氣象論玉機真藏論此參錯其文而為篇也四時之脈謂脈之應乎四時即旺脈也春脈弦者肝為木而主筋萬物始生之初其脈濡弱而長是弦之正象否則即為太過不及也夏脈鈎者心屬火而主血脈其脈來疾者其來少急而勁氣之升而上也去遲者其去少緩而弱氣之降而下也此所謂下曲如鈎也秋脈毛者肺屬金而主皮毛秋木凋零其枝獨在若毫毛言其四面無所輔而體又甚輕也冬脈石者腎屬水而主骨冬氣斂聚故沉而濡滑水之象也此四時之脈如有變謂逆四時而失其常度也然藏府之分五行各有所屬而春夏秋冬脈皆以木為

喻者蓋惟不能因特變也
然春脉弦反者爲病何謂反然其氣來實強是爲太過病在外
氣來虛微是謂不及病在內氣來厭厭聶聶如循榆葉曰平益
實而滑如循長竿曰病急而勁益強如新張弓弦曰死春脉微
弦曰平弦多胃氣少曰病但弦無胃氣曰死春以胃氣爲本夏
脉鉤反者爲病何謂反然其氣來實強是謂太過病在外氣
來虛微是謂不及病內其脉來累累如環如循琅玕曰平來而
益數如雞舉足者曰病前曲後居如操帶鉤曰死夏脉微鉤
曰平鉤多胃氣少曰病但鉤無胃氣曰死夏以胃氣爲本秋脉
毛反者爲病何謂反然其氣來實強是謂太過病在外氣來

三十

毫微是謂不及病在内其脈來藹藹如車蓋按之益大曰平不

上不下如循雞羽曰病按之蕭索如風吹毛曰死秋脈微毛曰平毛

多胃氣少曰病但毛無胃氣曰死秋以胃氣為本冬脈石反者為

病何謂反然其氣來實强是謂太過病在外氣來毫微是謂

不及病在内脈來上大下兊濡滑如雀之啄曰平啄啄連屬其中微

曲曰病來如解索去如彈石曰死冬脈微石曰平石多胃氣少曰病

但石無胃氣曰死冬以胃氣為本

春脈當微弦其來濡弱而長反是者為病實强為太過陽

氣盛而發於表也故病在外令人善忘眩冒巔疾毫微為

不及陰氣不足而怯於中也故病在内令人胸痛引背下則兩

脇怯滿厭厭聶聶如循楡葉乃微弦而有和緩胃氣也故曰平益
实而滑如循長竿乃弦多胃少也故曰病急而勁益强如新張
弓弦乃但弦無胃氣即所謂真藏脉也故曰死夏脉當微鈎
来疾而去遲反是者為病實強者為太過病在外令人身熱
而膚痛為浸淫虛微者為不及病在内令人煩心上見欬唾下
為泄氣脉来累累如循如環琅玕乃微鈎而有和緩胃氣也
故曰平来而益數如雞挙足乃鈎多胃少也故曰病前曲後居
如操帶鈎乃但鈎無胃氣也故曰死秋脉當微毛其来輕虛
以浮反是者為病實強者為太過病在外令人逆氣而背痛
慍慍然虛微者為不及病在内令人喘呼吸少氣而欬上氣見

血下間病音。脈來藹藹如車蓋。按之益大者。以其輕耎微毛。而有和緩胃氣也。故曰平。不上不下。如循雞羽。乃毛多胃少也。故曰病。按之蕭索。如風吹毛。乃但毛無胃氣也。故曰死。冬脈當微石。其來沉濡而微堅。反是者為病。實强者為太過。病在外。令人解㑊。脊脈痛而少氣不欲言。虛微者為不及。病在內。令人心懸如饑。眇中清。脊中痛。少腹滿。小便變。脈來上大下兑。濡滑如雀啄者。乃微石而有和緩胃氣也。故曰平。啄啄連屬。其中微曲。乃石多胃少也。故曰病。來如解索。去似彈石。乃但石無胃氣也。故曰死。是四時之脈。皆以胃氣為本。故有胃氣則生。胃氣少則病。無胃氣則死也。

按素問平人氣象論曰平肝脈來耎弱招招如揭長竿末梢曰肝平平肺脈來厭厭聶聶如落榆莢曰肺平此兩句正形容肝之平脈濡柔和緩微弦之義肺之平脈浮薄輕虛微毛之義此卻以肺平引為肝平又曰病心脈來喘喘連屬其中微曲曰心病實而盈數如雞舉足曰脾病今以脾病引為心病如鳥之喙脾之死脈引為胃之平脈若此多與經文有異馮氏謂越人欲使脈之易曉重立其義爾然讀是篇者當與素問參觀

胃者水穀之海也主稟四時皆以胃氣為本是為四時之變病死生之要會也

胃屬土位居中央萬物歸之故云水穀之海旺於四時水火金木無不待是以生為四時变病之要會故云主稟四時也

脾者中州也其平和不可得見衰乃見耳來如雀之喙如水之下漏是脾衰之見也

脾受穀味在四藏之中故不可見蓋脾寄旺於四季不得獨主於四時四藏平和則脾脈在中衰乃始見雀喙言其堅銳而無冲和之氣也水下漏言其斷續無常散動而復止也此素問玉機真藏論所謂脾者土也孤藏以灌溉四旁者也善者可見惡者不可見之義也

33

十六難曰：脉有三部九候，有陰陽，有輕重，有六十首，一脉变為四時，離聖久遠，各自是其法，何以別之？

脉有三部九候，見後十八難；陰陽，詳第四難；輕重，詳第五難；六十首，見素問方盛衰論，王註謂奇恒六十首，今世不存，或謂兩各旺六十日之義；一脉变四時，即十五難春弦、夏鉤、秋毛、冬石也。然脉法不一，離聖久遠，各自是其法，何以別其是非長短也？是其病有內外證，言凡病但以內外之證驗之，曰其真，不必拘於諸法也。

然：假令得肝脉，其外證善潔，面青，善怒；其內證臍左有動氣，按之牢若痛；其病四肢滿閉，淋一作癃溲便難，轉筋。有是者肝也。無是者非也。

得肝脈，診得弦脈也。肝與胆合，為清淨之府，故善潔。青者木之色，肝屬木，故面青。肝在志為怒，故善怒。此外證之色脈情好也。臍左為肝木左升之部，動氣，真氣不能藏而發現於外也。牢者氣結而堅，痛者氣鬱而滯也。滿，閉塞也。筋急則四肢滿脹，左氏傳云風淫末疾者是也。厥陰脈循陰器，肝病故溲便難。轉筋者，肝主筋，故病筋。此内證之部屬及所主病也。

假令得心脈，其外證面赤，口乾，喜笑；其内證臍上有動氣，按之牢若痛；其病煩心，心痛，掌中熱而啘。有是者心也，無是者非也。

得心脈診得鉤脈也心在色為赤故面赤心氣通於舌火上炎故口乾心在聲為笑故喜笑此外證之色脈情好也臍上心之部動氣按之牢痛心煩乃心色絡受邪非真心病也若心病則旦占夕死夕占旦死矣手厥陰心包絡之脈行於掌心故掌中熱啘乾嘔也心病火盛故啘此内證之部屬及所主病也

假令得脾脈其外證面黃善噫善思善味其内證當臍有動氣按之牢若痛其病腹脹滿食不消体重節痛怠惰嗜卧四肢不收有是者脾也無是者非也

得脾脈診得緩脈也脾屬土在色為黃故面黃噫噯氣也靈樞口問篇曰寒氣客於胃厥逆從下上散復出於胃故

為噫脾與胃合故同病也脾在志為思故善思脾在竅為口故善味此外證之色脈情形好也脾位乎中故動氣當臍而牢痛也脾主運行運行不健故腹滿食不消也脾主肌肉故体重陽明主束骨而利機關脾與胃合故主節痛勞倦傷脾溼旺脾鬱皆主怠惰嗜卧也脾主四肢故四肢不收此內證之部屬及所主病也

假令得脾脈其外證面白善噫悲愁不樂欲哭其內證臍右有動氣按之牢若痛其病喘欬洒淅寒熱有是者肺也無是者非也

得肺脈診得毛脈也肺在色為白故面白靈樞口問篇曰陽氣和利滿於心出於鼻故噫肺氣通於鼻故善噫肺在

志為憂故悲愁不樂在聲為哭故欲哭此外證之色脈情好也
臍左為肺金右降之部動氣按之牢痛者肺氣結也肺主氣
氣逆故病喘咳肺主皮毛故洒淅寒熱此内證之部屬及所主
病也
假令得腎脈其外證面黑善恐欠其内證臍下有動氣按之牢
若痛其病逆氣少腹急痛泄如下重足脛寒而逆有是者腎
也無是者非也
得腎脈診得石脈也腎在色為黑故面黑腎在志為恐故
善恐靈樞口問篇曰陰氣積於下陽氣未盡陽引而上陰引
而下故數欠是腎主欠此外證之色脈情好也腎居最下

三十二

臍下腎之位腎氣結故動氣按之牢痛腎氣不足傷於衝

脉故病逆氣少陰之脉循少腹故小腹急痛也腎者胃之

関今氣虛故為下重泄謂食畢即思圊也靈樞經脉篇曰

足少陰腎之脉循内踝之後别入跟中以上踹内故病足脛

寒而逆此内經之部属及所主病也泄如下重如字滑氏曷作

而字極是

十七難曰經言病或有死或有不治自愈或連年月不已其死

生存亡可切脉而知之耶然可盡知也

此引素問脉要精微論平人氣象論語錯雜言之非經之全

文也所問三者答曰盡可知也而下文止答病之死證餘無

所見或有闕簡歟抑不治自愈耶十三難之相生脈連年月不已耶五十五難之積聚病歟未可知也故俟參考

診病若閉目不欲見人者脈當得肝脈強急而長而反得肺脈浮短而濇者死也

肝開竅於目閉目不欲見人肝病也然肝之病脈當弦急而長今以肝病而診得浮短而濇之肺脈乃金來尅木也故主死

病若開目而渴心下牢者脈當得緊實而數反得沉濇而微者死也

開目而渴者心主熱熱甚則開目而渴也心下牢者心痛現

證是实邪也當得緊實而數之脉今見沉濡而微之腎脉乃水来尅火况陽病而得陰脉不死何待

病若吐血復衄衄血者脉當沉細而反浮大而牢者死也

夫血虚證也其脉當沉細而反見浮大牢實之脉是陰病而得陽脉病虚脉实故主死靈樞玉板篇曰衄而不止脉大是三逆即此義也

病者讝言妄語身當有熱脉當洪大而反手足厥逆脉沉細而微者死也

讝妄熱證也身當有熱脉當洪大今反見手足厥冷脉来沉細而微者死也此病實脉虚也故死

病若大腹而泄者。脉當微細而濇。反緊大而滑者。死也。

大腹而泄者。脾泄下陷。脉當微細而反見滑大之脉。是亦病虛脉實矣。靈樞玉板篇曰。腹鳴而滿。四肢清泄。其脉大。是二逆。即此義也。

十八難曰。脉有三部。部有四經。手有太陰陽明。足有太陽少陰。為上下部。何謂也。

滑氏曰。此篇立問之意。謂人有十二經脉。凡有三部。每部之中有四經。今手有太陰陽明。足有太陽少陰。為上下部。何謂也。蓋三部者。以寸關尺分上中下也。四經者。寸關尺兩兩相比。則每部各有四經矣。手之太陰陽明。足之太陽少陰。

為上下部者肺居右寸腎居左尺循環相資肺高腎下母子相望也經云藏真高於肺藏真下於腎也是也然手太陰陽明金也足少陰太陽水也金生水水流下行而不能上故在下部也足厥陰少陽木也生手太陽少陰火火炎上行而不能下故為上部手心主少陽火生足太陰陽明土土主中宮故在中部也此皆五行子母更相生養者也

手太陰肺手陽明大腸屬金皆診於右寸足少陰腎足太陽膀胱屬水皆診於左尺金生水水性流下故在下部也足厥陰肝足少陽膽屬木皆診於左関手太陽小腸手少陰心屬火皆診於左寸木生火火性炎上故在上部也手厥

38

陰心包絡手少陽三焦屬相火當候於右尺足太陰脾足陽明胃屬土當候於右関火生土土位居中故在中部也土復生金此五行子母循環生養三部四經上下之義也

脉有三部九候各何主之然三部者寸関尺也九候者浮中沉也上部法天主胸以上至頭之有疾也中部法人主隔以下至臍之有疾也下部法地主臍以下至足之有疾也審而刺之者也

三部之中各有浮中沉是為九候浮為陽沉為陰中者胃氣也所謂自隔以上為上焦也自隔以下為中焦也自隔以下至足為下焦也謝氏曰此一節當是十六難中答辭錯簡在此而剩出脉有三部九候各何主之十字且審而刺之

三十九

楊氏云為審候病之所在而刺之丁氏云當次第之次紀氏則謂刺候之義各有至理姑存備參

人病有沉滯久積聚可切脈而知之耶然診左右脇有積氣得肺脈結脈結甚則積甚結微則氣微診不得肺脈而右脇有積氣者何也然肺脈雖不見右手脈當沉伏

此病久積聚可切脈而知之也肺全右降右脇肺之部也若右脇有積聚則肺脈當結〻脈往來緩時一止復來而無定數者是也蓋結為積聚之脈素問平人氣象論曰結而横有積矣哉積氣微甚是以結甚則積甚結微則氣微也設肺脈雖不見結而右手脈當見沉伏哉（沉伏）積聚脈右

手統三部言。則肺脉亦在其中。又右手氣口所以候裏也。其外痼疾同法耶。將異也。然結者脉來去時一止。無常數名曰結也。伏者脉行筋下也。浮者脉在肉上行也。左右表裏法皆如是此。

此承上文。復問外之痼疾與內之積聚法將同異也。痼疾者凡肌肉筋骨間久留不去之病。皆是以其不在藏府故曰外也。止無常數結脉之象。若有常數為代脉矣。蓋結脉之所由生。以積聚在內。脉道不通。故現脉如此也。伏脉輕手尋之不見。重按以指推筋着骨。乃得其脉。形潛隱於骨間者。是也。言結伏則病在裏。結浮則病在表。結在

右病亦在右結在左病亦在左以此推之則內外左右積氣
痼疾其結雖同而浮伏異也故曰法皆如此
假令脉結伏者內無積聚脉結者外無痼疾有積聚脉
不結伏有痼疾脉不浮結為脉不應病〻不應脉是為死病也
有是病必有是脉內有積聚脉宜伏結外有痼疾脉宜
浮結設見伏結浮結之脉而無伏結浮結之證見伏結浮
結之證而無伏結浮結之脉謂之脉不應病〻不應脉也
夫病脉不相應乃真氣已離血脉不相聯屬故云死然凡
病與脉不相應者皆為死候不特積聚為然也
十九難曰經言脉有逆順男女有恒而反者何謂也

恒常也反謂上下相反也此男女之脈有一定恒常之法得其脈爲順不得其脈爲逆若强弱相反則爲何病

然男子生於寅寅爲木陽也女子生於申申爲金陰也故男脈在関上女脈在関下是以男子尺脈恒弱女子尺恒盛是其常也此推本生物之初而言男女陰陽也楊氏曰元氣始於子人之所生也自子推之男從左行三十而至於巳女從右行二十而至於巳爲夫婦懷妊也古者男子三十女子二十然後行嫁娶法本於此十月而生男從巳左行十月至寅故男行年起於丙寅女從巳右行十月至申故女行年起壬申所以男子生於寅女子生申也謝氏曰寅爲陽

木〻生火〻生於寅其性炎上故男脈在関上申為陰金

金生水〻生於申其性流下故女脈在関下男子陽氣

盛故尺脈弱女子陰氣盛故寸脈弱此男女之常也

反者男得女脈女得男脈也其為病何如

男得女脈女得男脈異乎恒常謂之反然反之為病如

何設此問以起下文之義

然男得女脈為不足病在内左得之病左右得之病在右隨

脈言之也女得男脈為大過病在四肢左得之病在左右得之

病在右隨脈言之此之謂也

男得女脈者寸脈當盛反弱尺脈當當弱反盛為陰氣

盛。陽陷於陰。故為不足。陰主內。故病在內。陽氣入陰。病見於陰位也。女得男脉者。寸脉當弱反盛。尺脉當盛反弱。為陽氣盛。陰越於陽。故為有餘。四肢屬手陽。陰氣從陽明病見於陽位也。左右者。脉之左右以驗病之左左耳。徐氏曰陽道全而陰道半。故陽得陰脉為不足。陰得陽脉為有餘也。

按丁錦曰。人之有尺。猶樹之有根。欲其盛而不可得也。若男得女脉。指尺盛。豈可謂之不足乎。女得男脉。指尺弱。豈可謂之太過乎。蓋男得女脉為不足者。寸脉弱陽氣不足於內。故病在內也。女得男脉為太過者。寸脉盛陽氣有餘於外故病在四肢也斯言也似亦近理而不可泥執者也夫尺為脉之根宜盛不宜弱是矣然陰虚火動兩尺洪而有力者豈非不足乎火炎於上兩寸洪而有力者豈非太過乎更有兩寸豁大無力宜大補者兩尺豁大無力宜升陽散火者寸脉大於尺脉而俱有力為陰虚陽盛宜下者尺脉大於寸尺而俱有力為陽虚陰盛宜汗者然脉之变非一言能盡豈可膠柱鼓瑟耶越人示人以男女陰陽之体内外不足太過之变要在一隅三反耳學者審諸

二十難曰經言脉有伏匿伏匿於何藏而言伏匿耶然謂陰陽

42

更相乘更相伏也脉居陰部而反陽脉見者為陽乘陰也脉雖時沉濇而短此謂陽中伏陰也脉居陽部而反陰脉見者為陰乘陽也脉雖時浮滑而長此謂陰中伏陽也

此言陰陽相乘中又有伏匿之義也經言無者考伏匿者謂不見於本位反藏於他部而見脉也脉之陰陽非獨言寸為陽尺為陰也若以前後言之即寸為陽部尺為陰部若以上下言之肌肉上為陽部肌肉下為陰部陽乘陰者尺中已浮滑而長又時時沉濇而短故曰陽中伏陰言陽雖乘陰而陰猶伏於陽內也陰乘陽者寸関已沉短而濇又時時浮滑而長故曰陰中伏陽言陰雖

四十一

乘陽而陽猶伏於陰中也

重陽者狂重陰者癲脱陽者見鬼脱陰者目盲

此又因陰陽之伏匿而極言之重陽重陰言不止伏匿而陰皆變為陽陽皆變為陰也狂者陽疾癲者陰疾重陽者狂木火之陽旺也重陰者癲金水之陰旺也心主喜肝主怒狂者木火有餘故多喜怒腎主恐肺主悲癲者金水有餘故多悲恐脱陽者陰旺鬼陰類也故見之脱陰者肝竅於目肝藏血血舍魂魂化神神魂升發而生光明上開雙竅於目則為兩目陰肝藏血者陽之宅也陰脱宅傾神魂散亡是以目盲名雖陰脱而實脱陰中之陽氣也

二十一難曰。經言人形病脈不病。曰生。脈病形不病。曰死。何謂也。然。人形病脈不病。非有不病者也。謂息數不應脈數也。此大法。

形病脈不病曰生者。人以脈為主。設其人形體羸瘦精神困倦。不可謂之無病也。診其脈。惟息數不應脈數。雖營衛有傷。而不見至損死絕之脈。雖病必生。以其藏府無恙也。脈病形不病曰死者。設其人肌肉不減。飲食如常。不可謂之有病也。診其脈。則代革頻見。雖不病亦死。以其藏府已壞。不可救藥也。經言無考。仲景辨脈篇曰。脈病人不病。名曰行尸。以無王氣。卒眩仆不省人者。短命則死。人病脈不

病名曰内虚以無穀氣雖困無害即此義歟

二十二難曰經言脈有是動有所生病一脈輒變為二病者何也

然經言是動者氣也所生病者血也邪在氣氣為是動邪在血血為所生病氣主呴之血主濡之氣留而不行者為氣先病也血壅而不濡者為血後病也故先為是動後所生病也

脈謂十二經隧之脈每脈中有二病者有在氣在血之分也邪在氣氣為是而動邪在血血為所生病是脈之動者氣為之而所生病者血為之也氣病傳血故曰一脈變為二病也呴煦也氣主呴之者謂氣煦噓往來熏蒸於皮膚分肉也濡潤也血主濡之者謂血濡潤筋骨滑利関節榮養藏府

也。然氣留而不行，則血亦壅而不流濡。氣在外，血在内，外先受邪，則内亦從所之而病。故曰先爲是動，而後所生病也。

難經正義卷二

古邗葉霖學述

二十三難曰。手足三陰三陽。脈之度數。可曉以否。然。手三陽之脈。從手至頭。長五尺。五六合三丈。手三陰之脈。從手至胸中。長三尺五寸。三六一丈八尺。五六三尺。合二丈一尺。足三陽之脈。從足至頭。長八尺。六八四丈八尺。足三陰之脈。從足至胸。長六尺五寸。六六三丈六尺。五六三尺。合三丈九尺。人兩足蹻脈。從足至目。長七尺五寸。二七一丈四尺。二五一尺。合一丈五尺。督脈任脈。各長四尺五寸。二四八尺。二五一尺。合九尺。凡脈長一十六丈二尺。此所謂十二經脈長短之數也。

此言十二經及兩蹻督任之脈析之合之皆有度數可紀也手有三陰太陰肺少陰心厥陰心包絡足有三陰太陰脾少陰腎厥陰肝手有三陽太陽小腸陽明大腸少陽三焦足有三陽太陽膀胱陽明胃少陽膽為十二經也經之流注手三陽皆從手指末起而終於頭手三陰亦從手指末起而終至胸中足三陽從足指起而至頭足三陰從足趾足心起而至胸此舉經脈之度數故皆以手足言也蹻脈屬奇經有陰陽之分左右足各有陽蹻即從足太陽申脈穴由外上行至風池者是也左右足各有陰蹻即從足少陰照海穴由内踝上行至咽喉者是

也。但靈樞脈度篇論蹻脈起止，專指陰蹻言，而不及陽蹻。則其長短之數，乃陰蹻之數也。故帝問蹻脈有陰陽，何脈當其數，岐伯答以男子數其陽，女子數其陰。蓋陽蹻與陰蹻雖有內外表裏之殊，其長短則大約相等也。督脈任脈亦屬奇經，督脈起於腎中，由尻貫脊，入腦交巔，終於人中，統一身之陽。任脈起於少腹之內，出會陰，循臍腹，上喉嚨，終於唇下之承漿，統一身之陰。此節引靈樞脈度篇原文，以明脈即營氣也。

經脈十二，絡脈十五，何始何窮也？然：經脈者，行血氣，通陰陽，以榮於身者也。其始從中焦，注手太陰陽明，陽明注足陽明太陰。太陰注手少陰太陽。太陽注足太陽少陰。少陰注手心主少陽。少陽注足少陽厥陰。厥陰復還注手太陰。別絡十五。皆因其原。如環無端。轉相灌溉。朝於寸口人迎。以處百病而決死生也。

上言經脉尺度。此又言經脉行度。而推論絡脉。隨經脉以運行也。經有十二。始從中焦者。蓋謂飲食入胃。其精微之化。注手太陰陽明。以次相傳。至足厥陰。厥陰復還注手太陰也。絡脉十五。皆隨十二經脉之所始。轉相灌溉。如環之無端。朝會於寸口人迎。以處分百病。而決死生也。古法以結喉兩旁動脉為人迎。越人獨取寸口。直以左手關前一分為人

47

迎右手関前一分為氣口。後世宗之。蓋胃受穀氣而養五藏。肺朝百脈而平權衡。胃為脈之根。肺為脈之幹。胃脈大小强弱。未有不變見於寸口。寸口者脈之大會。為肺之動脈。以根幹相通故也。

經曰。明知終始。陰陽定矣。何謂也。然。終始者。脈之紀也。寸口人迎陰陽之氣。通於朝使。如環無端。故曰始也。終者。三陰三陽之脈絶。絶則死。死各有形。故曰終也。

經靈樞終始篇也。此節承上文。決死生之義。而問脈之終始。以起下節脈絶之形也。終始篇曰。凡刺之道。畢於終始。明知終始。五藏為紀。陰陽定矣。是謂欲知終始。於陰陽為能定之蓋以陽經取决於人迎陰經取决於氣口也朝〻宗也使〻之道也道即經隧之謂始如生物之始終如生物之窮欲明生死脈以候之陰陽之氣循環不已人之生機皆始於此故曰始也三陰三陽之脈絶人之生機皆終於此故曰終也其三陰三陽脈絶之形狀具如下章

二十四難曰手足三陰三陽氣已絶何以爲候可知其吉凶否然足少陰氣絶即骨枯少陰者冬脈也伏行而溫於骨髓故骨髓不溫即肉不着骨〻之肉不相親即肉濡而却肉濡而却故齒長而枯髮無潤澤無潤澤者骨先死戊日篤己日死

此承上文手足三陰三陽氣絶必有其候引靈樞經脈篇錯

雜言之也。足少陰腎脉也。腎主冬。故云冬脉也。腎主骨髓。故云伏行而溫於骨髓也。濡軟也。却退縮也。腎氣已絕。骨肉不相親。則齒齦之肉結縮。故齒漸長而枯燥也。腎主藏精而化血。髮者血之餘。腎之精氣絕。故髮不潤澤也。戊己土也。腎水也。土尅水。故云戊日篤。己日死也。

足太陰氣絕。則脉不榮其口唇。口唇者肌肉之本也。脉不榮則肌肉不滑澤。肌肉不滑澤。則肉滿。肉滿則唇反。唇反則肉先死。甲日篤。乙日死。

足太陰脾脉也。脾主肌肉。脾開竅於口。其華在唇四白。脉不營。則太陰之氣絕。故肌肉不滑澤。肉滿唇反也。甲乙木也。

脾土也木尅土故云甲日篤乙日死也

足厥陰氣絶即筋縮引卵與舌厥陰者肝脉也肝者筋之合也筋者聚於陰器而絡於舌本故脉不榮則筋縮急筋縮急即引卵與舌故舌卷卵縮即筋先死庚日篤辛日死

足厥陰肝脉也其華在爪其充在筋其脉循陰器而絡於舌本脉不營則厥陰之氣絶故筋急舌卷而卵縮也庚辛金也肝木也金尅木故云庚日篤辛日死也

手太陰氣絶即皮毛焦太陰者肺也行氣温於皮毛者也氣弗榮則皮毛焦皮毛焦則津液去津液去即皮節傷皮節傷則皮枯毛折毛折者則毛先死丙日篤丁日死

49

手太陰肺脈也。其華在毛。其充在皮。脈不營。則皮毛焦。肺主氣。氣主薰膚澤毛。太陰氣絶。故津液去。則皮枯毛析。而節傷也。丙丁火也。肺金也。火尅金。故云丙日篤。丁日死也。

手少陰氣絶。則脈不通。少陰者心脈也。心者脈之合也。脈不通。則血不流。血不流。則色澤去。故面黑如黧。此血先死。壬日篤。癸日死。

手少陰心脈也。心主血脈。其榮色也。其華在面。心氣絶。則脈不通。血不流。而色澤去矣。面黑如黧。黧黒黄色。而無潤澤也。言心血不能營於面。則黄黒而無光華也。壬癸水也。心火也。水尅火。故云壬日篤。癸日死也。

按手三陰今釋太陰少陰而獨遺手厥陰者何也蓋包絡與心同候言心氣絕則包絡之氣亦絕其診既同不必別解故靈樞經脈篇亦無手厥陰之候也

三陰氣俱絕者則目眩轉目瞑目瞑者為失志失志者則志先死死即目瞑也

三陰者手足三陰脈此五藏之脈也五藏者人之根本也目眩者眩亂而見之不真也轉者目或反背或朝上或左右側也目瞑者盲而無所見也此三陰氣絕精神俱去之候失志者人之五志各屬一藏肝志怒心志喜脾志思肺志憂腎志恐今三陰已絕五藏皆失其志故無喜怒憂思

恐五志俱亡故曰失志即死也

六陽氣俱絶者則陰与陽相離陰陽相離則腠理泄絶汗乃出大如貫珠轉出不流即氣先死死旦占夕死夕占旦死

六陽者手足三陽也陰与陽相離者陰陽隔絶不相附也夫陽氣衛外則腠理密陽氣絶則腠理不固陰不可獨留故毛孔皆開陰氣亦從腠理而泄矣甚則絶汗出大如貫珠者言身体汗出著肉如綴珠而不流散故曰貫珠也氣屬於陽陽絶故氣先死也

按靈樞經脈篇無三陽分候之法止有總論六陽氣絶一節若終始篇及素问診要經終論俱載三陽絶

候法今既以三陰三陽為問當引經文以證明之補其未備太陽之脈其終也戴眼反折瘈瘲其色白絕汗乃出出則死矣少陽終者耳聾百節皆縱目瞏絕系絕系一日半死其死也色先青白乃死矣陽明終者口目動作善驚妄言色黃其上下經盛而不仁則終矣此三陽脈絕之狀也夫太陽之氣主皮毛氣絕於皮故色白而絕汗出也少陽主骨百節盡縱則少陽之氣絕少陽屬膽膽藏志目系絕者志先死矣陽明之脈挾口承目故口目動作乃其經氣欲絕也善驚妄言陽明之神氣外出也色黃陽明之土氣外脫也上下經盛胃氣絕而無柔和之象也肌

膚不仁，則營衛之氣絕矣。

二十五難曰：有十二經，五藏六府十一耳，其一經者何等經也？然：一經者，手少陰與心主別脈也。心主與三焦為表裏，俱有名而無形，故言經有十二也。

此節問答之意，謂五藏六府配手足之陰陽，但十一經耳，其一經者，乃手少陰心脈，手心主包絡脈也。二脈俱是心脈，而少陰與太陽合脈，心主與三焦合脈，各相表裏，而合為十二經也。其言包絡三焦無形者，言其氣也。然未免語病。靈樞本藏篇曰：密理厚皮者，三焦膀胱厚；粗理薄皮者，三焦、膀胱薄。果否無形，何以有厚薄之相應乎？邪客篇曰：心者五藏六府之大主其藏堅固邪弗能容〻之則心傷心傷則神去而死矣故諸邪之在於心者皆在於心之包絡包絡者者言包裹此心之膜也若其無形所指何物是也包絡三焦之有形不待辨自明矣

按手厥陰心包絡即包心之脂膜西醫謂心外之夾膜者是也其膜分內外二層外層厚而堅密上裹總迴管脈管下與陽膜之上層相黏內層外連於外層內黏於心其脈與膈之脈管肺之氣管食管而通貫於腦筋心之脈絡亦從包絡發出以達周身故經言膻中者臣使之官也手少陽三焦為水中之陽是為相火經言少陽屬腎者屬於

腎中命門也。命門即脊系，由胃系下生脂膜，為三焦之根。西醫所謂腹包膜、腹内府總膜者是也。其膜之原，腎系之下，裹膀胱，通兩腎，包二腸及女子子宮，經核反摺，回由尻骨之後上行腹壁膜，前至肝之上膈膜之下，轉向腹前，包肝裹胃，上層與膈膜之下層黏續，膈之上層與心包絡之下層相聯，氣脈通貫於肝之下、胃之上，又横生薄膜一層以隔肝胃，即肝胃連膜也。心肺在此膜之上，不能包裹。所包各藏府，肚腹之前成一空囊，由肝胃連膜後有一孔相通，透入空囊，名曰空竅。凡腸膜以下各藏府之間，俱有此膜數層之折疊，筋帶為縋其藏府，以定其部

五十一

位。並護行各處之血管、臘筋。又枝生薄膜。網羅縱橫。是之由彼藏行於此藏。以通氣血者也。凡諸連網膜油。皆三焦之物也。夫包絡之脈。下膈。歷絡三焦。上下黏續。其氣並出於腎。一游行於上中下三焦。而各有所歸之部署。一入於心包絡。而為君主之相。三焦起於七節之間。藏水中真火。為相火之宅。包絡乃相火之藏。三焦乃相火之府。包絡三焦之氣化流行。皆相火之流行也。以似藏別藏之小囊。配似府外府之大囊。亦天造地設之理。不容妄議者也。若泥執無形。悞矣。

二十六難曰。經有十二。絡有十五。餘三絡者。是何等絡也。然。亦陽絡。有陰絡。有脾之大絡。陽絡者。陽蹻之絡也。陰絡者。陰蹻之絡也。故絡有十五焉。

十二經有十二絡。如手太陰絡大腸。手陽明屬大腸絡肺之類。此云絡有十五者。以陽蹻之絡統諸陽。陰蹻之絡統諸陰。又以脾之大絡總統陰陽諸絡也。

按靈樞經脈篇。十二經別之外。以督脈之長強。任脈之尾翳。脾之大包。合為十五絡。蓋督脈統絡諸陽。任脈統絡諸陰。以為十二經絡陰陽之綱領故也。若陽蹻為足太陽之別。陰蹻為足少陰之別。不能統諸陰陽。越人取此。或別有見義。未可知也。然素问平人氣象論云。胃之大絡。

名曰虛里貫膈絡肺出於左乳下其動應衣脈宗氣也
虛里一穴為胃之大絡若動甚則宗氣泄矣是亦不可
不知也夫十二經脈之血氣與脈皮膚之氣血皆生於胃府
水穀之精而各走其道經脈十二者六藏六府手足三陰三陽
之脈乃營血營行伏於分肉之內始於手太陰肺終於足厥
陰肝周而後始以應呼吸漏下者也即西醫所謂運血
之脈管也其出於孫絡皮膚者隨三焦出氣溢於孫絡
以充膚熱肉澹滲毫毛衛行於周身即西醫所謂之
微絲血管也由孫絡行遍周身溜於經別經別者藏
府之絡脈也與經脈交相逆順而行即西醫所謂迴血管

也人身經脈十二絡脈十五二十七氣出入陰陽相貫如環之無端任脈統一身之陰以主出督脈統一身之陽以主入兩蹻即隨經脈交相逆順而行之陽絡陰絡也

二十七難曰脈有奇經八脈者不拘於十二經何也然有陽維有陰維有陽蹻有陰蹻有衝有督有任有帶之脈凡此八脈者皆不拘於經故曰奇經八脈也

奇音基斜也零也不偶之義維維持也蹻蹻捷也衝直上也督總督諸陽也任統任諸陰也帶爲諸脈之總束也此八脈者不係正經無表裏配合别道奇行故曰奇經也

經有十二絡有十五凡二十七氣相隨上下何獨不拘於經也然聖

人圖設溝渠通利水道以備不然天雨降下溝渠溢滿當此之時霶霈妄行聖人不能復圖也此絡脈滿溢諸經不能復拘也

經脈十二絡脈十五二十七氣流行内外上下皆有常度此八脈不隨十二經脈常度別道而行故越人設溝渠為喻以見絡脈滿溢諸經不能復拘而為奇經故奇經為十二經脈之別派此兩節舉八脈之名及所以明奇經之義也

二十八難曰其奇經八脈者既不拘於十二經皆何起何繼也然督脈者起於下極之俞並於脊裏上至風府入屬於腦

此承明八脈起止之義下極之俞長强穴也在脊骶骨端風

府穴在腦後髮上同身寸之三寸。蓋督者都也。能統諸陽脈。行於背。爲陽脈之都綱也。

按唐氏曰。督脈起於腎中。下至胞室。腎中天一所生之癸水。入於胞中。全在督脈導之使下也。督氣至胞。任脈應之。則心胃之血。乃下會於胞中。此爲任督相交。心腎相濟。道家坎離水火交媾之鄉。即在於此。督脈絡陰器。循二陰之間。與任脈會於下也。貫脊上頂。交於人中。與任脈會於上也。今細察其脈。由鼻柱上腦。貫脊抵腎。由腎入胞中。攝此道路觀之。乃知督脈主陽。主生腎氣。蓋氣生於天陽。吸入鼻孔。至腦門。下肺管。循背脊而下。入腎。又由腎入胞中。故吸入則胞中滿也吸入之氣實由鼻由腦由脊而下故掩鼻張口能出氣而不能吸氣蓋吸由脊下非從鼻腦不能入也呼由膈出故張口能出氣也吸由脊下督脈主之知督脈所主乃知氣之所生化矣

任脈者起於中極之下以上至毛際循腹裏上關元至咽喉

中極穴屬任脈在臍下同身寸之四寸言中極之下蓋指會陰穴也由會陰循腹裏而上行至咽喉任者任也能總諸陰脈而行於腹為陰脈之總任也

按唐氏曰督脈在背總制諸陽謂之曰督任脈在腹總統諸陰謂之曰任陰陽相貫故任與督兩脈必相交下則交

交於前後陰之間。上則交於唇之上下也。以先後天論之。督在脊屬腎。屬先天。任在腹屬胃。屬後天。先天主氣。下交胞中。後天主血。下交胞中。全在此二脈也。以水火論。督脈屬氣屬水。任脈屬血屬火。是任脈又當屬之心。心腎相交。水火既濟。皆由於此。故任脈者。陰脈之海也。

衝脈者。起於氣衝。並足陽明之經。夾臍上行。至胸中而散也。

衝脈爲十二經之海。起於氣衝。並陽明之脈。挾臍上行而至胸中。素問骨空論言起於氣街。並少陰之經。與此異。靈樞逆順肥瘦篇與此同。蓋衝脈起於胞中。爲氣血之海。乃呼吸之根。人之呼氣。由氣海循膈肺管而出於喉。故以衝爲

氣衝蓋指乎此經文雖互異而義無害也
按人身陰陽原氣皆起於下故內經以廣明之後即爲太
衝之地屬之少陰之前乃爲厥陰其部爲血海常與太衝
騰精氣而上灌溉陰陽斯則人之元氣精氣皆起於下
也由下而起則分三道而上其陽者從少陰之後行太陽夾
道脊中道以總諸陽名爲督其陰者由前陰地道而
上行陽明之表中以總統諸陰其名爲任而中央一道則脈
起血海騰精氣而上積於胸中爲宗氣以司呼吸其名爲
衝是氣則與陽明胃氣俱住中州亦與血海之營氣俱
行十二經脈者也督脈任脈皆起胞中一行脊一行腹會

57

於承漿。衝脈則由胸中上行。伏脊而会於咽喉。三脈同起於下極。一源而三岐。故軒岐不曰衝督任。而總其名曰太衝。是太衝者。以一身之精氣升降言之。不獨為血海言之也。夫胃中飲食之精汁奉心化血。下入胞中。即由衝脈導之使下。故内經云。女子二七而天癸至。太衝脈盛。月事以時下也。是胞中為先天腎氣後天胃血交會之所。衝脈起於胞中。導先天腎氣上行。以交於胃。導後天陰血下行。以交於腎。導氣而上。導血而下。通於腎。麗於陽明。此衝脈之所司也。

帶脈者。起於季脇。迴身一周。

帶脈起於季脇下。同身寸之一寸八分。帶束也。迴繞也。横圍一周。前垂如帶。總束諸脈。使上下有常。要約管束之。如人之束帶然。故名帶也。帶脈之所從出。則貫腎系。是當屬腎。女子繫胞。賴其主持。蓋其根結於命門也。環腰貫臍。居於身之中。又當屬脾。故脾病則女子帶下。以其屬脾。而又下垂於胞中。故隨帶而下也。

陽蹻脈者。起於跟中。循外踝。上行入風池。

陽蹻脈起於足外踝申脈穴。而上行入於風池。風池穴在耳後。同身寸之半寸。屬少陽胆經。蹻者捷也。主人行走之機。俟步履之用也。

陰蹻脈者。亦起於跟中。循內踝。上行至咽喉。交貫衝脈。

陰蹻脉起於足内踝骨下之照海穴而上行至咽喉交會貫衝脉循頄入背與太陽之蹻脉會。按兩蹻脉者蹻以矯舉為義乃絡脉中之氣血行身之側與少陽厥陰同性兩脉主筋兩蹻亦主筋也然其道不同陰出陽而交於足太陽陽入陽而交於足少陰其氣每從陰陽根柢和合以為矯舉而上榮大会於目故目之瞑開皆宜其曰陰脉營其藏陽脉營其府者入陰則營藏入陽則營府也男女脉當其數者男子陽用事其蹻在陽故男子數斷其陽女子陰用事其蹻在陰故女子數斷其陰也陽維陰維者維絡於身溢畜不能環流灌溉諸經者也故

陽維起於諸陽會也陰維起於諸陰會也

陽維陰維維絡於身為陰陽之綱維也陽維發於足太陽之金門以足少陽陽交為郄與手足太陽及蹻脈會於臑俞與手足少陽會於天髎及會肩井與足少陽會於陽白上本神臨泣正營腦空下至風池與督脈會於風府瘂门此陽維之起於諸陽之會也陰維之郄曰築賓與足太陰會於腹哀大橫又與足太陰厥陰會於府舍期门又與任脈會於天突廉泉此陰維起於諸陰之交也

按陽維主皮膚之氣行身之表陰維主脂膜之氣行身之裏故病寒熱內痛也其起止羅氏謂陰維以維於

諸陰陽維以維於諸陽然而能為維者必從手陰陽根柢
具盛氣之發而後能維陽維從少陰至太陽發足太陽之
金門而前手足少陽陽明五脈會於陽白陰維從少陽斜至
厥陰發於足少陰之築賓至頂前而終少陰少陽為陰陽
根柢之氣維於陽者必從少陰以起之是陰為陽根也維
於陰者必從少陽而起之是陽為陰致也故二脈乃孫絡
中氣血而入於絡脈為衛氣綱領也
比於聖人圖設溝渠溝渠滿溢流於深湖故聖人不能拘通
也而人脈隆盛入於八脈而不還周故十二經亦不能拘之其受
邪氣畜則腫熱砭射之也

比於者譬喻之辞也言奇経八脈所起所繼如此然不拘
於十二経者何哉比如聖人設溝渠所以通利水道也溝渠々
満溢則流入深湖深湖者卑下積水之所故能拘制於溝
渠而流通也人身経脈隆盛入於奇経不能還歸於十二経
脈之中邪氣入於奇経無従而出鬱滞不通而為腫為熱
惟用砭石以射之則邪氣因血以泄病乃可已也
二十九難曰奇経之為病何如然陽維々於陽陰維々於陰々陽
不能自相維則悵然失志溶々不能自收持陽維為病苦寒
熱陰維為病苦心痛陰蹻為病陽緩而陰急陽蹻為病
陰緩而陽急衝之為病氣逆而裏急督之為病脊強而厥

60

任之為病。其內苦結。男子為七疝。女子為瘕聚。帶之為病。腹滿。腰溶溶若坐水中。此奇經八脈之為病也

此節明奇經八脈之病情也。陽維維於陽。陰維維於陰。若陰陽不能相維。則悵然失志。神思不爽矣。溶溶。慵怠。浮蕩貌。言緩慢而不能收持也。陽為衛。陽氣不和。故寒熱。陰血化於心。少陰。陰氣不利。故心痛也。兩蹻脈為病。在陽則陽脈結急。病在陰則陰脈結急。受病者急。不病者自和緩也。衝脈起于氣衝。而至胸中。其為病氣逆而裏急。其所以邪受邪。亦因腎氣不足。而邪能干之也。督脈行身之背。督脈受邪。病必脊痛而厥逆也。任脈起胞門子戶。

而行於腹。故其脈結為七疝瘕聚之病也。帶脈橫圍腰腹。故病則腹滿腰溶溶如坐水中寬慢不收而畏寒也。曰此奇經八脈之為病者。以總結上文診候之要也。

按經脈者藏府血氣之路徑也。若有邪滯則病生焉。此篇七難專論經絡。何以詳於奇經而畧於正經。殊覺未備。今從靈樞經脈篇錄其起止。指明經脈所過。以闡血氣之逕。而知病起何經。庶不致盲人摸象也。手太陰肺經之脈起于中焦。下絡太腸。還循胃口。上膈屬肺。從肺系。橫出腋下。循臑內下肘。循臂內至寸口。上魚際。出大指之端。其支者。從腕後直出次指內廉而出其端。手陽明大腸。與肺為表裏。其脈起於大指次指之端。循指上廉。出合谷兩骨間。上入兩筋中。循臂上廉。入肘外廉。上臑外至肩。出髃骨之前廉。而至肩背之上天柱骨間大椎會上。又下入缺盆絡肺。下膈屬大腸。其支者。從缺盆上頸貫頰。入下齒中。還出挾口。交人中而上挾鼻孔。足陽明胃脈起于鼻之交頞中。由眼下循鼻外。入上齒中。還出挾口環唇。下交承漿。却循頤後下廉。出大迎。循頰車。上耳前。過客主人。循髮際。至額顱。其支者。從大迎前下人迎。循喉嚨。入缺盆。下膈屬胃絡脾。其直者。從缺盆下乳內廉。挾臍入氣街中。其支者。起于胃口。下循腹裏。至氣街。

與直者合以下髀関低伏兔下膝臏中下循脛外廉下足跗入中指内间又其支者由下廉三寸而别下入中指外间又其支者别跗上入大指间出其端足太陰脾与胃為表裏其脉起于足大指之端循指内側白肉際過核骨後上内踝前廉至踹内循胫骨後上膝股内前廉入腹属脾絡胃又上膈挾咽連舌本散舌下其支者複從胃别上膈注心中手少陰心經之脉起于心中出属心系下膈絡小腸其支者從心系上挾咽繫目系其直者從心系却上肺下出腋下循臑内後廉下肘内由臂内後廉抵掌後鋭骨之端入掌内後廉循小指之内出其

62

端。手太陽小腸與心為表裏。其脈起于小指之端。循手外側上腕。出踝中。直上循臂骨下廉。出肘內側兩筋之間。上循臑外後廉。出肩解。繞肩胛。交肩上。入缺盆。絡心。循咽下膈。抵胃。屬小腸。其支者。從缺盆循頸上頰。至目銳眥。卻入耳中。又有支者。別頰上䪼。抵鼻。至目銳眥。斜絡于顴。足太陽膀胱之脈。起于目內眥。上額交巔。其支者。從巔至耳上角。其直者從巔入絡腦。還出別下項。循肩髆內。挾脊抵腰中。入循膂。絡腎。屬膀胱。其支者。從腰中下行挾脊貫臀。入膕中。又有支者。從髆內左右。別下貫。挾脊內。過髀樞。循髀外。從後廉下合膕中。以下貫踹內出踝之後京骨至小指外側足少陰腎与膀胱為表裏其脉起手小指之下斜走足心出于然谷之下循內踝之後別入跟中以上踹內出膕內廉上股內後廉貫脊屬腎絡膀胱其直者從腎上貫肝膈入肺中循喉嚨挾舌本其支者從肺出絡心注胸中手厥陰心包絡之脉起于胸中出屬心包絡下膈歷絡三焦其支者循胸出脇下腋三寸上抵腋下循臑內入肘中下臂行兩筋之间入掌中循中指出其端又有支者別掌中循小指次指出其端手少陽三焦与心包絡為表裏其脉起于小指次指之端上出兩指间循手表腕出臂外兩骨之间上貫肘循

膈外。上肩入缺盆。布膻中。散絡心包。下膈循屬三焦。其支者。從膻中上出缺盆。上項繫耳後。直上出耳上角以下頰至䪼。又有支者。從耳後入耳中。出走耳前過客主人前交頰。至目鋭眥。足少陽胆脈。起於目鋭眥。上抵頭角下耳後。循頸至肩上。入缺盆。其支者。從耳後。入耳中。出走耳前。至目鋭眥後。又有支者。別鋭眥。下大迎。合手少陽脈。抵於䪼下。加頰車。至頸。合缺盆以下胸中。貫膈絡肝屬胆。循脇裏。出氣街。繞毛際。橫入髀厭中。其直者。從缺盆下腋。循胸。過季脇。下合髀厭中。以下循髀陽。出膝外廉。至外輔骨之前。直下抵絶骨之端。下出外踝之前。循

足跗。上入小指次指之間。其支者。別跗上入大指之間。循大指
岐骨内出其端。還貫爪甲出三毛。足厥陰肝与胆為表、
裏。其脉起於大指叢毛之際。上循足跗上廉。去内踝一寸。
上踝八寸。由太陰之後。上膕内廉。循股陰入毛中。過陰器抵
小腹。挾胃屬肝、絡胆。上貫膈。布脇肋。循喉嚨之後。上入
頏顙。連目系。上出額。与督脉會於巔。其支者從目系
下頬裏。環唇内。又有支者。復從肝別貫膈。上注於肺下。
行至中焦。挾中脘之分。復接於手太陰肺経。合督任两脉。
以盡十六丈二尺之脉道。終而復始也。
右第二卷。二十三難至二十九難。論經絡。

難經正義卷之三

古郢葉霖學　浙江錢
誦穆校

三十難曰：榮氣之行，常與衛氣相隨不？然。經言人受氣於穀，穀入於胃，乃傳於五藏六府，五藏六府皆受於氣，其清者為榮，濁者為衛，榮行脉中，衛行脉外，榮周不息，五十而復大會，陰陽相貫，如環之無端，故知榮衛相隨也。

榮衛循行之義，已詳一難中。此言榮衛相隨不息之原，起於胃之穀氣，其清者為榮，即穀味之精，乃陽中之陰也，血為榮，行於脉中；其濁者為衛，即穀味之氣，乃陰中之陽，即所謂陽明悍氣也，化氣為衛，以衛護於脉外素问痹論云營者水穀之精氣也和調於五藏灑陳於六府乃能入於脈也衛氣者水穀之悍氣也其氣慓疾滑利不能入於脈也亦即此義但此節乃靈樞營生會篇中語惟靈樞作穀入於胃以傳於肺五藏六府皆以受氣為少殊耳然胃中水穀之精為微絲液管吸至頸會管過肺入心化赤為血以榮五藏六府經脈之中删去以傳於肺四字便乖藏府傳道之義関係匪輕不可缺也

三十一難曰三焦者何稟何生何始何終其治常在何許可曉以否然三焦者水穀之道路氣之所終始也上焦者在心下下

膈。在胃上口。主内而不出。其治在膻中。玉堂下一寸六分。直兩乳間陷者。是。中焦者。在胃中脘。不上不下。主腐熟水穀。其治在臍旁。下焦者。當膀胱上口。主分別清濁。主出而不内。以傳道也。其治在臍下一寸。故名曰三焦。其府在氣街。

前節舉五藏六府稟水穀榮衛之氣而相資養。爲論藏府之首條。此因三焦之氣化。論其發用之理也。夫三焦者稟原氣以資始。合胃氣以資生。上達胸中而爲用。往來通貫。宣布無窮。造化出納。作水穀之道路。爲氣之所終始也。上焦在膈膜之下者。以其上層與膈膜下層黏屬也。其氣自下而上。散於胸中。分布薰蒸於皮膚腠理。故在胃上口。主納而不令出。其治在膻中穴。屬任脈。在玉堂下同身寸之一寸六分。陷者中。任脈氣所發也。中焦在胃中脘。以其包肝裹胃也。其治在臍旁之天樞。胃脈之穴也。其用在胃之中脘。中脘者。乃十二經所起所會。陰陽肉完之處。故曰脘也。下焦者。當膀胱上口。乃闌門之分。蓋由此清者入於膀胱而為氣。為溺。濁者入於大腸而為滓。為穢。故主出而不納。以傳道也。其治在臍下任脈之陰交穴。素問靈蘭秘典論曰。三焦者。決瀆之官。水道出焉。即指此也。其所在氣街者。氣街在毛際兩旁。足陽明經穴。乃三焦之根原氣所之之處。即由腎系所生之脂膜也。夫三焦屬相火之宅。火之性自下而上。故素问經脈别論曰。飲食入於胃。游溢精氣。上輸於脾。此指中焦也。脾胃散精。上歸於肺。此指上焦也。通調水道。下輸膀胱。此指下焦也。然論上中下三焦之氣。何以獨重乎飲。不知氣乃水之所化也。膀胱之水。借吸入之天陽。引心火至下焦。薰蒸化而為氣。以上達為津為液為汗。此火交於水。化氣之理。即乾陽入陰〔坤〕。隨陽氣上騰而為雲為雨之義也。若夫三焦之形質。詳見於二十五難。可參互觀之。

三十二難曰。五藏俱等。而心肺獨在鬲上者。何也。然。心者血。肺者氣。血為榮。氣為衛。相隨上下。謂之榮衛。通行經絡。榮周於外。故令心肺在鬲上也。

素問五藏生成論曰。諸血皆屬於心。諸氣皆屬於肺。是心主血。血為榮。肺主氣。氣為衛。血流據氣。氣動依血。營衛相隨。通行經絡。周於身外。猶天道之運於上。故居鬲上也。

鬲膈膜也。凡人心肺之下。諸藏之上。有膈膜一層。薄如細綱。隨呼吸以升降。遮隔濁氣。不使上熏於心肺也。首節明血氣之用。此節言血氣之体。以見人身藏府。皆賴血氣之榮養也。

三十三難曰。肝青象木。肺白象金。肝得水而沉。木得水而浮。肺得水而浮。金得水而沉。其意何也。然。肝者非為純木也。乙角也。庚之柔。大言陰與陽，小言夫與婦。釋其微陽，而吸其微陰之氣。其意樂金，又行陰道多，故令肝得水而沉也。肺者，非為純金也。辛商也。丙之柔。大言陰與陽，小言夫與婦。釋其微陰，婚而就火。其意樂火，又行陽道多，故令肺得水而浮也。肺熟而復沉，肝熟而復浮者，何也？故知辛當歸庚，乙當歸甲也。

此言陰陽互根，五行化合之理。人身不外乎陰陽，交則生，不交則病，離則死。越人特舉肝肺而言者，肝藏魂，肺藏魄，魂魄為一身陰陽之主宰也。以十干合藏府：甲陽木應膽，乙陰木應肝，丙陽火應小腸，丁陰火應心，戊陽土應胃，己陰土應脾，庚陽金應大腸，辛陰金應肺，壬陽水應膀

胱。癸陰水應腎。音以五音配五行。宮土。商金。角木。徵火。羽
水。各因十干之陰陽而分太少也。肝屬乙木。得水當浮。何以反
沉。然肝雖乙木。乙與庚合。庚為陽金。金金性本沉。婦當從夫。其
意樂金而失木之本性。故得水反沉也。肺屬辛金。辛與丙合。（金得水當沉。何以反浮。緣肺雖辛金）
丙為陽火。火火性炎上。婦當從夫。其意樂火而失金之本性。故
得水反浮也。生則生氣旺。故能化合。熟則生氣盡。故不能化
合。所以肝熟而後浮。肺熟而後沉。各歸其本性也。大而言
之。即天地之陰陽。小而言之。即人倫之夫婦。其理一也。夫肝屬足
厥陰經。位于膈下。故行陰道多也。肺屬手太陰經。位于膈上。
故行陽道多也。今舉肝肺類推。則藏府陰陽之化合從可会

通矣。

按十干者，甲乙丙丁戊己庚辛壬癸也。五行化合者，如甲己化土。乙庚化金。丙辛化水。丁壬化木。戊癸化火也。化合之義，未有明其所以然者。請詳言之。術士僉謂逢龍則化。蓋甲己之年首丙寅月。次丁卯。次戊辰。辰爲龍。善變化。戊爲陽土。此一年之運皆當屬土。汪雙池非之。言寅月三陽生於地上。是地氣始升也。化氣當自寅月始。如甲己之年首丙寅月。丙火生土。故甲己化土。化氣者。化其所生之氣也。餘可類推。斯說頗爲近理。然於化合之義。究不能明。或謂經曰丹天之氣。經於牛女戊分。黅天之氣。經於心尾己分。蒼天之氣。經於危室柳鬼。素天之之氣。經於亢氐畢昴。元天之氣經於張翼婁，胃其。戊己分者。則奎壁角軫也。五天五行之守氣各有所植。以加於宿度。臨於年之上。如黅氣於心尾己分。心尾當甲角軫當己。故土位甲己也。以下皆然。此言似近理。而實非。蓋天動而處。其氣圓通。而初無定氣。其臨御五行。自有本然。當豎之則。而初非有守氣以期之也。况所謂化氣者。逢合則化。不逢合則不化。五天之氣雖應五行。而於化合之理。無所取義。未可執也。蕭吉五行大義引季氏陰說。曰木八畏庚九。故以妹乙妻庚。庚之氣在秋。和以木氣。是以薺麥當秋而生。所謂妻來之義。火七畏壬六。故以妹丁妻壬。壬得大熱氣故欲冬當冬而華金九畏丙七故妹以辛妻丙丙得金氣故首夏靡草薺麥死故夏至之後三庚為伏以畏火也土五畏甲八故以妹己妻甲土帶陰陽合以雖勝木故能生物也水六畏土故以妹癸妻戊五行相和是其合也張行成翼元云天元五運之數以坤元主土配中央作五行之化源自土至火以次相生然十干配五行多不類者盖有相尅之變數在其中也甲木尅己土為妻生庚金為一變乙庚次甲己故乙庚為金運庚金尅乙木生丙火丙火尅辛金生壬水自乙庚之金生壬水凡兩變丙辛次乙庚故丙辛為水運丙火尅辛金生壬水壬水尅丁火生戊土戊土尅癸水生甲木自丙

辛之水生甲木。凡三變丁壬次丙辛。故丁壬為木運。壬水剋丁火。生戊土。戊土剋癸水。生甲木。甲木剋己土。生庚金。庚金剋乙木。生丙火。自丁壬之木。生丙火。凡四變戊癸次丁壬。故戊癸為火運。戊土剋癸水。生甲木。甲木剋己土。生庚金。庚金剋乙木。生丙火。丙火剋辛金。生壬水。壬水剋丁火。生戊土。自戊癸之火生戊土。凡五變甲己又次戊癸。故甲己復為土運。於是戊己會於中央也。此說皆盡五行生剋之妙。然陰陽之理。以和為洽。夫婦之道。非獨可成。究未若羅淡生內經博議。引申天元玉冊之義。曉暢也。岐伯述天元玉冊曰。太虛寥廓。肇基化元。萬物資始。五運終天。布氣真靈。

總統坤元。夫肇基化元。而布氣真靈。乃云總統於坤元。是坤元為萬物之母也。坤元既為萬物之母。而總統之。則天亦必有以先用之也。天之十干。以戊己居中宮。而先用水火。然後成於金木。豈非總統坤元。而以土為首之義乎。是以天之御化。首以土為甲。而甲遞為土。仍順布五行於乙丙丁戊之上。而以本氣化之。土生金。以金加於乙。金生水。水加丙。水生木。木加丁。木生火。火加戊。五行畢再傳。而土加於己。故甲己合也。金加庚。故乙庚合也。水加辛。故丙辛合也。木加壬。故丁壬合也。火加癸。故戊癸合也。此固合而化一定之理。有不可移易者也。然本氣之陰陽。仍有不能從化而依之以為用者。如加陽干為氣

有餘加陰爲氣不足此又因值年以佐用也

三十四難曰五藏各有聲色臭味可曉知以否然十變言肝色青其臭臊其味酸其聲呼其液泣心色赤其臭焦其味苦其聲言其液汗脾色黄其臭香其味甘其聲歌其液涎肺色白其臭腥其味辛其聲哭其液涕腎色黑其臭腐其味鹹其聲呻其液唾是五藏聲色臭味也

此本五行而言五藏之用也肝屬木青者木之色也臊者木之氣也酸者曲直作酸木之味也其聲呼者聲引而長亦木之氣也其液泣者肝開竅于目故爲泣也心屬火赤者火之色也焦者火之氣也苦者炎上作苦火之味也其

聲言者言散而揚火之象也其液汗者心主血汗為血之標也脾屬土黃者土之色也香者土之氣也其味甘者稼穡作甘土之味也其聲歌者歌緩而敦土之象也或云脾神好樂故其聲主歌其液涎者脾開竅于口故為涎也肺屬金白者金之色也腥者金之氣也辛者辛從革金之味也其聲哭者哭悲而激慘金之象也其液涕者肺開竅於鼻故為涕也腎屬水黑者水之色也腐者水之氣也鹹者潤下作鹹水之味也其聲呻者呻沉而咽為水之象也又腎位遠非伸之氣不得及於息故聲之呻者自腎出也其液唾者腎開竅于舌下故為唾也十變陳氏謂肺主聲

肝主色。心主臭。脾主味。腎主液。五藏錯綜。互相有之。故云十變也。

按徐氏曰。五藏之聲。靈樞九鍼篇。素問宣明五氣論。俱云心噫肺咳肝語脾呑腎欠。此則為呼言歌哭呻。乃本之素問陰陽應象大論。蓋復以病之所發言。此以情之所發言。其理一也。讀經當推測其義。如此則無不貫矣。

五藏有七神。各何所藏耶。然。藏者人之神氣所舍藏也。故肝藏魂。肺藏魄。心藏神。脾藏意與智。腎藏精與志也。

五藏言有七神者。脾與腎兼兩神也。藏者藏也。言人之神氣藏于内焉。肝藏魂者。魂乃陽氣之精。氣之靈也。人身氣

72

潛陽生於陰也

為陽血為陰陽無陰不附氣無血不留肝主血而内含陽氣是之謂魂究魂之根源則生于坎水之一陽推魂之功用則發為乾金之元氣不藏于肺而藏于肝者陽潛于陰也不藏于腎而藏于肝者陰出于陽也晝則魂遊目而為視夜則魂歸于肝而為寐靈樞本神篇云隨神往來謂之魂言其知覺之靈處也肺藏魄者魄乃陰之精形之靈也肝主血本陰也而藏陽魂肺主氣本陽也而藏陰魄陰生於陽也人之初生耳目心識手足運動啼呼為、聲皆魄之靈也百合病恍惚不寧魄受擾也魘魘中惡魄氣掩也本神篇云並精而出入者謂之魄言其運動之能處也。心藏神者。神主知覺明。照萬事之義也。夫神為何物。乃腎中之精氣。而上歸于心也。合為離卦。中含坎水之象。惟其陰精內含。陽精外護。心藏之火。所以光明朗潤。而能燭物。蓋神即心火。得腎陰濟之。而心湛然。神明出焉。心血不足。則神煩。風痰入心。則神昏。本神篇云。兩精相搏。謂之神。言其陰陽合體之妙機也。脾藏意與智者。脾主守中。故能記憶。又主運用。故能周慮。本神篇云。心有所憶。謂之意。因慮而取物。謂之知。蓋脾主思故也。腎藏精與志者。心之所之。謂之志。神生于精。志生于心。亦心腎交濟之義。

按志者專意而不移也。志本心之作用。而藏于腎者。陽藏于陰中也。腎主精。爲五藏之本。精生髓。爲百骸之主。精髓充足。伎巧出焉。志之用也。本神篇云。初生之來謂之精。意之所存謂之志。亦此義也。

三十五難曰。五藏各有所府。皆相近。而心肺獨去大腸小腸遠者。何也。然。經言心榮肺衛。通行陽氣。故居在上。大腸小腸傳陰氣而下。故居在下。所以相去而遠也。

肝之府膽。脾之府胃。腎之府膀胱。其位皆相近。心之府小腸。肺之府大腸。何以皆相遠。蓋血爲營。而心主血。故營居心。氣爲衛。而肺主氣。故衛居肺。心營肺衛。行陽氣而居

七十二

上大腸小腸傳陰氣而居下所司不同其經雖合相而位

則相遠矣

又諸府者皆陽也清净之處今大腸小腸胃與膀胱皆受

不净其意何也

又問陽宜清净而諸府皆陽也則當爲清净之處然大

腸小腸胃與膀胱反受穢濁獨不及胆何也蓋胆無所

受故也

然諸府者謂是非也經言小腸者受盛之府也大腸者傳

寫行道之府也胆者清净之府也胃者水穀之府也膀胱者

津液之府也一府猶有兩名故知非也小腸者心之府大腸者

肺之府。胆者肝之府。胃者脾之府。膀胱者腎之府。

言諸府雖處於陽，而非皆清浄之府也。素問靈蘭秘典論曰：小腸者受盛之官，化物出焉。盛音承，貯也。言受胃之物，化其渣滓，故云受盛之府也。又曰：大腸者傳道之官，變化出焉。言小腸中物至此，精汁已盡，變化爲糟粕而出，故云行道之府也。又曰：胆者中正之官，決斷出焉。胆無受而有瀉，故云清浄之府也。又曰：脾胃者倉廩之官，五味出焉。言胃主納穀，脾主消穀，二者相合，統稱倉廩之官，故云水穀之府也。又曰：膀胱者州都之官，津液藏焉，氣化則能出矣。言膀胱之水能化而爲氣，由衝任直上化津化液化汗故云津液之府也諸府各有名如上文所云皆實指受穢濁者也蓋諸体爲陽而用則爲陰經所謂濁陰歸六府也惟胆名清净故不受穢濁若餘府亦名清净則有兩名矣靈樞本輸篇曰肺合大腸心合小腸肝合胆脾合胃腎合膀胱此其義也

按西醫言小腸繫接於胃之下口由幽门起至闌门止約長二丈通體皆是脂膜相連中有微絲管其胆之苦汁胰之甜汁均由微絲管注入小腸化食物而所化之精汁由聚液管從膜中吸至頸会管過肺入心化赤爲血而達各藏經言小腸者受盛之官化物出焉者實指小腸

之氣化也。其附小腸之脂膜，即三焦之物，而又屬之脾。小腸又系心之府，其相通之道，即由微絲管從三焦上膈至包絡而達心。心遺熱於小腸，則化物不出，為痢為淋。脾陰不足，則中焦不能受盛，為膈食便結。三焦相火不足，不能蒸化水穀，則為溏瀉矣。大腸由闌門接小腸，起至肛门止，約長五尺餘。小腸中物至此，精汁已盡，化變為糟粕而出。經言大腸者，傳道之官，變化出焉者，指大腸能傳道糟粕也。然大腸所以能傳道者，以其為肺之府，肺氣下達，故能傳道。是以大便秘結，有升舉肺氣之法也。胆附肝右葉之旁，中貯苦汁，其汁乃下部迴血入肝所化。入食後小腸飽滿上逼胆囊使其汁流入小腸之內以榨化食物而利傳渣滓此西醫之言也不知胆汁色青而屬陽木得肝陰所生之氣化有是氣乃有是汁耳若以汁論胆汁多者胆大而無畏懼若以氣論則胆大壯者亦無畏懼太過者不得乎中則失其正故有敢為橫暴之事不及者不得乎中則失其正故常存懼怯之心經言膽者中正之官決斷出焉謂氣不剛不柔得成中正而臨事自有決斷也以肝膽二者合論肝之陽藏于陰故主謀胆之陽出于陰故主斷若夫瀉而不受故名清淨之府也胃居膈下其形紆曲如袋其紋察故食物易入難出上連食管

下接小腸。周圍多細穴。以生津汁。食物經胃津融和。畧似濃粥。即出胃之下口幽门。而至小腸頭。與胆之苦青汁膵之甜白汁會合。榨出精液。經衆液管吸至頸。即過肺入心化赤之血。膵者。附脾之物。脾統血。膵中之甜白汁。乃脾血得脾陽之氣化而成。經言脾胃者。倉廩之官。五味出焉。蓋胃納穀。脾消穀。二者相合。而後成功。故可統稱倉、廩也。然胆汁化食。載元禮入肝之説。有由來矣。膀胱居兩胯骨内正中。即陰交骨裏。體圓如盤。舒縮自如。下口與前陰相連。上口有小孔甚細。為下焦之脂膜遮閉。飲入之水。由胃下幽门之上小竅。散布下焦網膜。滲入為溺。無溺則縮。溺至則節。溺多則濺。西医但知膀胱藏溺。而不知水入膀胱化氣。上行則為津液。所剩餘質乃下出而為溺。經言膀胱者州都之官。津液藏焉。氣化則能出矣。其言氣化則能出者。謂出津液。非出溺也。

氣化二字。前于八難胃间動氣論中已約畧言之。今再詳陳其義。夫氣者乃火交於水。所化。觀十二辟卦。乾陽入坤陰。而化為氣。氣升為雲。為雨。人与天地參。其陰陽之理一也。蓋人心主火。人鼻吸入之氣。乃天陽也。亦属火。從鼻入肺。歷心系。引心火循脊背之膂筋。下入腎系。又從腎系以達下焦。氣海。氣海者何。即三焦之根。位居

77

臍下經謂胞室，主清任，謂之氣府者是也。凡人吸入之天陽，合心火下至胞室，則蒸動膀胱之水，化氣上騰，其氣透出膀胱，入于胞室，上循臍旁，由衝任上膈，入肺而還出于口，隨呼而出，上出之氣，著膝右（漆石）則為露珠，在口舌藏府之中則為津液，又外出于皮毛以熏膚潤肌而為汗，所謂氣化則津液能出者此也。老人溺多，化氣少而水質多，壯者溺少，化氣多而水質少也。吸入從脊督脈主之，呼出從膈任脈主之。吸入陽也，火交於水也，呼出陰也，氣即是水也。火不足以蒸水，則津液不升，氣不得化，水不足以濟火，則津液乾枯，小

水不下故曰膀胱者津液之府也
小腸謂赤腸大腸謂白腸膽者謂青腸胃者謂黄腸
膀胱者謂黑腸下焦之所治也
此以五行五藏之色以分別五府皆名爲腸則俱受穢濁
所以明不淨之故也下焦之所治者靈樞榮衛生会篇
曰水穀者常并居於胃中成糟粕而俱下於大腸而
成下焦滲而俱下濟泌別汁循下焦而滲入膀胱焉故
五府皆下焦之氣所治也
三十六難曰藏各有一耳腎獨有兩者何也然腎兩者非皆
腎也其左者爲腎右者爲命门命门者謂精神之所舍原

氣之所繫也。男子以藏精。女子以繫胞。故知腎有二也。腎有兩枚。左右各一。一主水。一主火。應乎升降之機也。命门者。以其為三焦之根。十二經元氣之海。藏精施化之具。繫胞受孕之處。為人生命之原。故曰命门也。靈樞根結篇素问陰陽離合論所謂太陽根起于至陰。結于命门。命门者目也。此指太陽經穴終於睛明。睛明所夾之處為腦心。乃至命之穴。故曰命门。與此義不同。然實指右腎為命门。恐未盡是。以氣脈論之。水升于左。火降于右。左右者。陰陽之道路。升降之樞機。越人診脈。獨取寸口。以左尺候水。右尺候火。故左名腎。右名命门。其義或取乎此。

按西醫言腎形如豆色紫質堅頗類猪羊之腎左右兩枚長約三寸濶約寸半厚約七八分其重約三兩至四兩人高腎大人矮腎小位在脊骨十二節間周圍三直脂膜包裹腎中有油膜一條貫於脊骨名為腎系下通網膜又有氣管由腑而下附脊循行下入腎系而透入網膜達于丹田下焦之原夫兩腎居水中間腎系屬火即命门也素问刺禁論云七節之旁中有小心者即指命门言也人与天地參命门与太極相似太極生兩儀兩儀生四象四象生八卦八卦生六十四卦自命門生兩腎兩腎生六藏六府六藏六府生四肢百骸之類故人之交媾未有精聚先有火會是火為先天之本始水為

天一之真元腎中之火名曰相火即坎中龍雷之火也是一陽陷於二陰之中乃成乎離而位乎坎即兩腎有命門之義也命門乃三焦之根為相火之宅相火布於三焦即由命門始也陳無擇謂有脂狀如手大正與膀胱相對有白脈自中出夾脊而上貫於腦者亦指三焦腎系而言也越人獨取寸口診候此相火生脾土命脈寄夫右尺故作左為腎右為命門以解之亦水升於左火降於右之義也

三十七難曰五藏之氣於何發起通於何許可曉以否然五藏者當上關於九竅也故肺氣通於鼻鼻和則知香臭矣肝氣通於目目和則知黑白矣脾氣通於口口和則知穀味矣心氣

通於舌，舌和則知五味矣。腎氣通於耳，耳和則知五音矣。七十四

此節乃靈樞脈度篇文，稍有增易。大意謂五藏和則七竅通，不和則七竅不通。經言上開七竅，此言九竅，當是簡悞，善潔古認真九竅，添三焦之氣通於喉，喉和則聲鳴矣二句，未免蛇足。謝氏曰：本篇問五藏之氣於何發起，通於何許。答文止言五藏通九竅之義，而不及五藏之起發，恐有缺文。

五藏不和則九竅不通，六府不和則留結為癰。

五藏神氣之所舍，不和則氣不得上達，故七竅不通。若六府不和則血氣留滯於皮膚，有形之物積聚而為癰矣。此結上起下之辭也。

邪在六府則陽脈不和○陽脈不和則氣留之○氣留之則陽盛矣○邪在五藏則陰脈不和○陰脈不和則血留之○血留之則陰脈盛矣○陰氣太盛則陽氣不得相營也○故曰格○陽氣太盛則陰氣不得相營也○故曰関○陰陽俱盛不得相營也○故曰関格○関格者不得盡其命而死矣○

陽邪中於六府○則陽脈不和○陽脈不和○則氣壅而邪實○邪實則不和之脈○轉而盛矣○陰邪中於五藏則陰脈不和○陰脈不和○則血滯而邪實○邪實則不和之脈○轉而盛矣○陰陽之脈俱盛○則成関格之證死矣○此言靈樞脈度篇文○惟関格二字○與經文相反○當是錯簡○若夫覆溢関格之脈証○

可與三難參觀。

按靈樞脉度篇曰陰氣太盛則陽氣不能榮也故曰關，陽氣太盛則陰氣不能榮也故曰格終始篇曰人迎四盛且大且數名曰溢陽溢陽為外格脉口四盛且大且數名曰溢陰溢陰內關素問六節藏象論曰人迎四盛以上為格陽寸口四盛以上為關陰仲景傷寒論云寸口脉浮而大浮為虛大為實在尺為關在寸為格斯皆以陰氣盛為關陽氣盛為格故知此節關格二字倒置為錯簡也

經言氣獨行於五藏不榮於六府者何也然夫氣之所行也如水之流不得息也故陰脉榮於五藏陽脉榮於六府如環

之無端。莫知其紀。終而復始。其不覆溢。人氣內温於藏府。外濡於腠理。

滑氏曰。此因上章營字之意而推及之也。亦靈樞十七篇文大同小異。所謂氣行於五藏。不營於六府者。非不營於六府。謂在陰經。則營於五藏。在陽經。則營於六府。脈氣周流。如環無端。則無関格覆溢之患。而人氣內得以温于藏府。外得以濡于腠理矣。

三十八難曰。藏唯有五。府獨有六者。何也。然。所以府有六者。謂三焦也。有原氣之別焉。主持諸氣。有名而無形。其經屬手少陽。此外府也。故言府有六焉。

三焦有形於二十五難註中已詳細言之此論三焦為原氣別使根於命门導引諸氣潛行默運於一身之中無或间斷也外府謂在諸藏府之外也三焦之形質可考三焦之氣化難見故曰有名而無形也

三十九難曰經言府有五藏有六者何也然六府者止有五府也然五藏亦有六藏者諸[謂腎]有兩藏也其左為腎右為命门命门者謂精神之所舍也男子以藏精女子以繫胞其氣與腎通故言藏有六也府有五者何也然五藏各一府三焦亦是一府然不屬於五藏故言府有五焉

經言府五藏有六無考不知所出又以三焦不附於藏故

不名為府雖有六府秖五府也藏亦有六者以右腎命门指為一藏也然腎雖有兩而左右之氣相通實皆腎而已恐不得分為兩藏命门辨說已詳言三十六難註中可參合而觀之

按五藏五府以合五行肺合大腸金也肝合膽木也腎合膀胱水也心合小腸火也脾合胃土也手厥陰包絡即心外之衣為心主之宮城手少陽三焦乃腔内脂膜為藏府之郭郭同司相火而相合是六藏六府以應夫十二經脈也若以腎分為兩藏則為七藏矣靈樞本輸篇腎合膀胱膀胱者津液之府也少陽屬腎腎上連肺故將兩藏三焦者中瀆之府也水道出焉屬膀胱是孤之府也經言腎將兩

藏者以腎兼主水火二氣也少陽三焦之脈散於胸中而腎脈亦上連於肺〻為天而主氣三焦之下俞屬於膀胱而膀胱為津液之府乃腎之合三焦主相火生於腎而游行於上下膀胱主水亦生於腎蓋以水藏而領水府也然膀胱之氣化津化液化汗皆三焦相火蒸騰所致夫天一之水地二之火皆腎所生合而論之是太極分而論之猶兩儀故本藏篇曰腎合三焦膀胱三焦膀胱者腠理毫毛其應即此義也且腎雖兼將兩藏實陰陽相貫水火互交並主之藏精而為生氣之原不得謂三焦無形分腎為兩藏明矣

四十難曰：經言肝主色，心主臭，脾主味，肺主聲，腎主液。鼻者肺之候，而反知香臭；耳者腎之候，而反聞聲。其意何也？然：肺者西方金也，金生於巳，巳者南方火也，火者心，心主臭，故令鼻知香臭；腎者北方水也，水生於申，申者西方金，金者肺，肺主聲，故令耳聞聲。

此五主素靈無考，是據古醫經者。陳氏曰：臭者心所主，鼻者肺之竅，心之脈上肺，故令鼻能知香臭也。耳者腎之竅，聲者肺所主，腎之脈上肺，故令耳能聞聲也。或謂此以五行長生之法推之，木長生於亥，火長生於寅，金長生於巳，水長生於申。心主臭火也，肺金開竅於（白鼻而有巳火故能知臭肺主声金也腎水開竅于）耳，而內有申金，故能聞聲。

四十一難曰肝獨有兩葉以何應也然肝者東方木也木者春也萬物之始生其尚幼小意無所親去太陰尚近離太陽不遠猶有兩心故令有兩葉亦應木葉也

肝有兩葉應東方之木木者春也萬物始生之初草木甲拆皆兩葉乃木之本體故肝與之相應也素問六節藏象論言心為陽中之太陽腎為陰中之太陰腎水為肝之母心火為肝之子肝為陰中之陽居腎之上心之下故云尚近不遠也無親謂不專屬猶有兩心謂或從手陽或從手陰也

四十二難曰人腸胃長短受水穀多少各幾何然胃大一尺五寸徑五寸長二尺六寸橫屈受水穀三斗五升其中常留穀二斗

水一斗五升小腸大二寸半径八分分之少半長三丈二尺受穀二斗四升水六升三合合之大半迴腸大四寸径一寸半長二丈一尺受穀一斗水七升半廣腸大八寸径二寸半長二尺八寸受穀九升三合八分合之一故腸胃凡長五丈八尺四寸合受水穀八斗七升六合八分合之一此腸胃長短受水穀之數也

此論腸胃長短容受之數以圍三径一之法約之多有不合或是簡誤然長短容受之數亦祇言畧例耳未可深泥

按西医言胃形紆曲如袋容水三升許横居膈下上連食管下屬小腸其體三層外層上下有血管四支分布交宻纏於内因胃接血比他藏尤多中層之肉经緯兩紋斜交故

能舒縮擺動以勻轉食物內層周圍有小穴以生津液胃
體內外有腦氣筋及白節筋散布故與百體相関在
胃之左為脾右為肝胰附於胃後胃之本熱與他藏同
但消化食物時其熱較盛胃津味酸色如口沫蓋主消
化食物者也小腸長約二丈上口通胃下口接大腸外皮光
滑內皮摺疊其紋甚密上有尖粒即吸液管之口液管
者乃吸噏食物之精液管也食物由胃至小腸頭即與胆汁
胰汁會合漸落漸搾搾生精液其吸液管百派千支
散布腸後夾膜之間衆吸液管聚於附近脊骨處合而
為一名曰精液總管從腰骨間附脊骨而上至頸即屈

轉而下達心以化血。太腸約長五尺，分上中下三迴，迴長尺餘。上迴與小腸相接處，名曰闌门。中迴在肝下，迴横過胃底。下迴自脾下從左軟脇間斜落至肛门，乃直腸也。食入至上中兩迴，猶有吸液管吸其餘液。至下迴則精液已竭，惟存渣滓矣。

肝重四斤四兩，左三葉，右四葉，凡七葉，主藏魂。

西醫言肝居右脇下，五葉，色紫赤，重約三四十兩。左右兩葉中界長峽，右大于左。右下有小方葉，膽囊附焉。右葉後之下，存有一葉，不甚大，名後葉。尾葉尤小，由後葉底起，至右葉止。上覆下盂。左枕胃，下向賁门，為界。上為三焦膜包裹。左右葉各出膽管一支，相合一寸許，復分為二，一通小腸頭一透胆囊。是通胆汁至小腸。以融化食物者。肝内又有迴血等管。以養肝而接胆汁。肝不偏居于左。而肝爲風木。左手與舊說居左者。應風木之氣。左升非以部位言也。肝爲熱壅則脹大數倍。若各管凝滯不通。血水溢滲夾膜之裏。漸積漸深。而腹亦漸大。故蠱脹一證。多屬之肝云。

心重十二兩。中有七孔三毛。盛精汁三合。主藏神。

西醫言心色赤而鮮。重約十兩。上闊下尖。周圍夾膜包裹。即心包絡也。上有肺罩之。空懸胸中。下有膈膜遮蔽。心之外體圓滑。内空如囊。剖視四壁嶙峋。或凹或凸。中有直肉隔之。故有左房右房之稱。左右半截。間又有横肉間之。故有上房下房之號四房大小相若中有门户筋絲數條牽連自能開闔右上房有迴血管二支一向上一向下右下房有大血管一支長約寸許即分為左右兩入肺左上房有迴血管亦由肺通左下房有血脈總管一支為運赤血循脅脈下血海以散行經脈另有腦氣筋白節筋密纏于內以行其用是心乃運血之藏而主百脈故為君主之官也

脾重二斤三兩扁廣三寸長五寸有散膏半斤主裹血溫五藏主藏意

西醫言脾居胃旁形長方而扁軟重約六七兩血盛則深紫其大小變態不一食過飽則脹大機時則小若患瘧或熱病有脹大十餘

倍者位在右脇下與胃脂膜相連內有廻血管由胃後入肝人病
則血脈不行於外即蓄聚于脾所以脾即脹大耳脾內廻血管
壅滯即有血水滲洩于下故臌脹之病亦多發于脾也胰附脾
之物形長方重約三四兩橫貼胃後頭大向右尾尖在左右之大
頭與小腸頭為界左之小尾與脾相接中有液管一條由左橫右穿
過胰之體斜入小腸上口之旁與胆汁入小腸同路所生之汁
能消化食物其質味甜或名之甜肉云

肺重三斤三兩六葉兩耳凡八葉主藏魄
西醫言肺居膈上狀若懸磬系以氣喉色白如縞映紅頂
尖兩圓左兩葉右三葉披離下垂右大于左因心尖向左微占

其位左長于右緣肝經處右稍高于脾也後附脊骨前連胸膛肺中有管竅上通咽喉以呼出悍氣吸入生氣而换紫血入心化赤下引心氣而達胞室肺質輕鬆外有膜沫濡潤以助呼吸者也

腎有兩枚重一斤一兩主藏志

西醫言腎居十二脊骨间形如豬腰子重約三四兩周圍有三焦脂膜包裹左右相對左上有脾胃及大腸下廻盖之右上有肝及大腸上廻盖之腎中有油膜一條貫于脊骨是爲腎系下連三焦之根又有氣管由腎系附脊骨而上通心肺兩腎屬水中间腎系屬火即命门也命门者乃三焦發源之所故

三焦主相火與心包絡表裏三焦之氣游行于上中下即相火之游行也

膽在肝之短葉間重三兩三銖盛精汁三合

西醫言胆囊式如梨附于肝右之小方葉中貯青汁乃廻血入肝感肝木之氣化而成人食後小腸飽滿腸頭上逼胆囊使其汁流入小腸之內以融化食物而利傳渣滓若胆汁不足則精粗不分糞色白結而不黄胆汁過多上嘔苦涎或下泄青瀉胆管閉塞其汁入血即病癉黄矣

胃重二斤二兩紆曲屈伸長二尺六寸大一尺五寸徑五寸盛穀二斗水一斗五升小腸重二斤十四兩長三丈二尺廣二寸半徑八分分之

少半左迴疊積十六曲盛穀二斗四升水六升三合合之大半大腸重二斤十二兩長二丈一尺廣四寸徑一寸當臍右迴疊積十六曲盛穀一斗水七升半膀胱重九兩二銖縱廣九寸盛溺九升九合口廣二寸半脣至齒長九分齒已後至會厭深三寸半大容五合舌重十兩長七寸廣二寸半咽門重十兩廣二寸半至胃長一尺六寸喉嚨重十二兩廣二寸長一尺二寸九節肛門重十二兩大八寸徑二寸大半長二尺八寸受穀九升三合八分合之一

此即靈樞腸胃篇及平人絶穀篇之義而增入五藏輕重所盛所藏雖覺前後重複不害其為丁寧也藏府之學西士言之較詳故註中多採其說然人有長短嬰壯不同况

古今之權量各異其丈尺容受不可拘泥識其畧例可也

四十三難曰人不食飲七日而死者何也然人胃中常存留穀二斗水一斗五升故平人日再至圊一行二升半日中五升七日五七三斗五升而水穀盡矣故平人不食飲七日而死者水穀津液俱盡即死矣此靈樞平人絕穀篇文言人之藏府形骸精神氣血皆藉水穀以資養生水穀絕則形與氣俱絕矣平常無病之人胃滿則腸虛腸滿則胃虛日夜消化止留三斗五升今一日食五升考後漢書南蠻傳曰人稟五升注古升小故曰五升也若七日不飲食具所留之水穀盡則精氣津液皆盡故死然病人不飲食七日不死者以水穀留積故也蓋留積則為病矣

四十四難曰七衝门何在然唇為飛門齒為户門會厭為吸門胃為賁門太倉下口為幽門大腸小腸會為闌门下極為魄門故曰七衝門也

衝者通要之地门者户也此承上文食飲之入稽其通行之门徑也唇為飛门者飛古與扉通扉户扇也蓋齒為户门唇為之扇故曰扉門靈樞憂恚無言篇曰唇者音聲之扇也此即其義會厭為吸门者會厭為物之所會聚又能掩閉勿使誤入也吸者吸納處也言為五藏聲音之出入呼吸之门户也胃為賁门者胃能聚物如倉廩故曰太倉賁猶奔也賁门在胃上口言物入于胃疾奔而下太倉也胃之下口接小

腸處曰幽門言深隱之地与上下出入處至遠也大腸小腸會為闌門者會合也小腸之下大腸之上相接處分闌精血糟粕各有所歸也下極為魄門者魄門即肛門也魄古与粕通莊子天道篇曰古人之糟魄已夫言食飲至此精華已去止存形質之糟粕故曰魄門也此七者皆食飲出入衝要之道路也

四十五難曰經言八會者何也然府會太倉藏會季脇筋會陽陵泉髓會絕骨血會膈俞骨會大杼脈會太淵氣會三焦外一筋直兩乳內也熱病在內者取其會之氣穴也

人身藏府筋骨髓血脈氣此八者皆有會合之穴若熱病在于內則于外取其所會之穴以去疾也太倉屬任脈即

中脘穴也在臍上同身寸之四寸六府取稟於胃故為府會季脇屬足厥陰即章门穴也在大横外直臍季肋端為脾之募五藏取稟于脾故為藏會陽陵泉屬足少陽足少陽之筋結于膝外廉即此穴也在膝下同身寸之一寸外廉陷中又胆与肝表裏肝者筋之合故為筋會絶骨即枕骨名玉枕穴在絡却後同身寸之一寸五分挾腦户旁一寸三分屬足太陽膀胱与腎合腎主骨腦為髓海乃腎精所生故為髓會絶字疑是筒誤或云絶骨屬足少陽一名陽輔在外踝上同身寸之四寸輔骨前絶骨端前如三分諸髓皆屬于骨少陽主骨凡物極則反骨絶于此而少陽生

之故髓會于絕骨也于義亦通鬲俞屬足太陽在項後第七椎去脊兩旁各同身寸之一寸五分在中焦之分心俞下肝俞上心統血肝藏血能化精微而為血之地故為血會大杼屬足太陽在項後第一椎下去脊兩旁各同身寸之一寸五分為衝脉之俞靈樞動輸篇曰衝脉與腎之大絡起于腎下蓋腎主骨膀胱與腎合故為骨會大淵屬手太陰在掌後陷中即寸口也肺朝百脉故為脉會三焦外謂在息膜之外兩乳内謂兩乳之中任脉之所過即膻中穴也在玉堂下同身寸之一寸六分靈樞論篇曰膻中為氣之海故為氣會此八會内經無考然其義甚精必古醫經之語也

四十六難曰老人卧而不寐少壯寐而不寤者何也然經言少壯者血氣盛肌肉滑氣道通榮衛之行不失於常故晝日精夜不寤老人血氣衰肌肉不滑榮衛之道濇故晝日不能精夜不能寐也故知老人不得寐也

衛外之血氣日行於陽絡二十五度夜行於陰絡二十五度分為晝夜故氣至陽則卧起而目張氣至陰則休止而目瞑夫血氣者充膚熱肉澹滲皮毛之血氣肌肉者在外皮膚之肌肉在内募原之肌肉氣道者肌肉之紋理三焦通會元真之處血氣之所游行出入者也老人血氣衰肌肉乾枯血氣之道濇滯故晝不精明夜多不寐也少壯者血氣盛肌肉滑

利血氣之道流通而不失其出入之常度故晝精明夜多寐也是老人之寤而不寐少壯之寐而不寤繫乎榮衛血氣之有餘不足也

四十七難曰人面獨能耐寒者何也然人頭者諸陽之會也諸陰脈皆至頸胸中而還獨諸陽脈皆上至頭耳故令面耐寒也

人面獨能耐寒者以六陽經之脈皆上至頭六陰經之脈皆不上頭故也靈樞邪氣藏府病形篇曰首面與身形也屬骨連筋同血合於氣耳天寒則裂地凌冰其卒寒或手足懈惰而其面不衣何也岐伯曰十二經脈三百六十五絡其血氣皆上于面而走空竅其精陽氣上走于目而睛其別氣

走于耳而為聽。其宗氣上出于鼻而為臭。其濁氣出于胃。走唇舌而為味。其氣之津液皆上薰於面。其皮厚。其肉堅。故天熱甚寒不能勝之也。此即其義。而又引逆順肥瘦篇手三陰從藏走手。手三陽從手走頭。足三陽從頭走足。足三陰從足走手之義。以證之言頭面為諸陽之會。是以三陽之脈上循於頭。然厥陰之脈上額會巔。下循頰裏而經不云者。乃畧言之耳。盖陰陽寒熱之氣皆從下而上升。故岐伯謂十二經脈三百六十五絡。其血氣皆上于面而走空竅也。

右第三卷三十難至四十七難。論藏府。

難經正義 下

難經正義卷之四

古邗葉霖學

四十八難曰人有三虛三實何謂也然有脈之虛實有病之虛實有診之虛實也脈之虛實者濡者為虛緊牢者為實病之虛實者出者為虛入者為實言者為虛不言者為實緩者為虛急者為實診之虛實者濡者為虛牢者為實癢者為虛痛者為實外痛內快為外實內虛內痛外快為內實外虛故曰虛實也

虛者空虛正氣不足也實者強實邪氣有餘也以脈言之濡者軟細故為虛也緊牢者緊弦勁牢沉勁故為實也然脈之虛實不僅乎此舉此可類推也以病言之出者為虛是五藏自病由內而之外所謂內傷是也入者為實是五邪所中由

外而之内所謂外感是也然出者間亦有實入者間亦有虛此言其大概耳言者為虛以病氣内之神氣自清故惺惺而不妨於言也不言者為實以邪氣外攻入鬱於内故神志昏亂而不言也緩者為虛以緩病来遲正氣奪而邪氣微則病漸深也急者為實以急病来驟正氣濡而邪氣盛則病疾速也診者按也候也按其外而知之非診脈之診也以診候言之癢者為虛血氣少而肌肉不充則癢痛者為實邪氣聚而營衛不和則痛又凡虛者喜按實者拒按故按之而痛者為實按之而快者為虛也濡者為虛牢者為實脈經引用此條無此二句或因上文而重出也楊氏謂按之皮肉柔濡者為虛

牢強者考實似亦可解姑存備參

四十九難曰有正經自病有五邪所傷何以別之然憂愁思慮則傷心形寒飲冷則傷肺恚怒氣逆上而不下則傷肝飲食勞倦則傷脾久坐濕地強力入水則傷腎是正經之自病也

正經本經也五邪五藏之邪也心主思慮若憂勞过用則傷其心肺主皮毛形寒者皮毛外受風寒也飲冷者內飲冷水也其藏本寒过則傷肺也肝主怒恚怒則木氣鬱而傷肝也脾主四肢勞倦太過則傷脾脾運五穀飲食不潔亦則傷也腎主骨用力作強坐濕入水則傷腎蓋腎屬水同氣相感也然憂思恚怒飲食動作人之不能無者惟不可太過過則傷

二

人必矣。

何謂五邪然有中風有傷暑有飲食勞倦有傷寒有中溼此之謂五邪

肝為風木故風先入肝心為君火暑火之邪故心受之飲食勞倦一味太过則脾傷致病矣寒侵皮毛則傷肺雨霧蒸溼之氣則傷腎此五者邪由外至所謂外傷者也

按素問本病論靈樞邪氣藏府病形篇與此大同小異差素問陰陽象應大論曰怒傷肝喜傷心思傷脾憂傷肺恐傷腎乃内傷七情本藏自病之證也宣明五氣論曰肝惡風心惡熱肺惡寒腎惡燥脾惡溼此六淫之邪外感之證也皆似同

而異或謂越人既言本經自病是從內而生如形寒飲冷則傷肺形寒是寒感於皮毛此從外來也飲冷是冷入胸腹亦從外來也飲食亦然況五邪亦有飲食勞倦豈非自相矛盾乎然其意謂正經虛則不任寒冷之侵伐侵伐則每易致病正經虛又傷於飲食者為內傷若傷飲食而致病者則外感也素問言腎惡燥者言其水藏而惡燥氣之耗竭也此云水溼傷腎者溼傷於下故溼先歸腎腎屬水藏同氣相求也是古聖先賢之義雖有異同而辨內傷外感之理則一讀書貴乎融貫不可執泥先儒所謂以意逆志是謂得之信夫

假令心病何以知中風得之然其色當赤何以言之肝主色自

入為青入心為赤入脾為黃入肺為白入腎為黑肝為心邪故知當赤色也其病身熱脇下滿痛其脉浮大而弦

假令心病者舉心藏為例也此言心病肝邪入而得中風之病蓋風氣通於肝也肝開竅於目故主色風邪自入肝經則色青肝在色為蒼也入心則色赤心在色為赤也入脾則色黃脾在色為黃也入肺則色白肺在色為白也入腎則色黑腎在色為黑也故肝之風邪入心其色當赤也其病身熱者外感之邪先傷營衛故身熱而又心屬火熱為火邪之象也脇下滿痛者脇下肝之位也其脉浮大而弦者浮大心脉本象肝邪犯之故現弦脉也

何以知傷暑得之然當惡臭何以言之心主臭自入為焦臭入脾為香臭入肝為臊臭入腎為腐臭入肺為腥臭故知心病傷暑得之當惡臭其病身熱而煩心痛其脉浮大而散

假令心病而傷暑暑之傷人心先得之蓋心主暑也此正經自病不涉他經然心屬火暑熱之邪傷之火邪化物五臭出焉暑邪自入本經其臭焦火之氣也入脾其臭香土之氣也入肝其臭臊木之氣也入腎其臭腐水之氣也入肺其臭腥金之氣也故心受暑邪發惡臭也其病身熱而煩者火鬱則瞀亂也心痛者邪在心則痛也其脉浮大而散者浮大心之本脉散則浮大而空虛無神心之病脉也本藏自病心主臭

故專以臭推也。

何以知飲食勞倦得之。然當喜苦味也。虛為不欲食。實為欲食。何以言之。脾主味。入肝為酸。入心為苦。入肺為辛。入腎為鹹。自入為甘。故知脾邪入心。為喜苦味也。其病身熱而體重嗜臥。四肢不收。其脈浮大而緩。

假令心病而傷飲食勞倦者。心主熱。脾主勞倦。今心病以飲食勞倦得之。故知脾邪入心也。喜苦味者。脾主味。心屬火。火味苦。從其性也。虛則脾氣不能化穀。實則能化穀。故有能食不能之分也。若肝受飲食勞倦之病。其味酸。心受病。其味苦。肺受病。其味辛。腎受病。其味鹹。脾自受病。其味甘。其病身熱

者心也体重脾也其脈浮大者心之本脈也緩脾之脈象也

此節飲食勞倦獨有虛實之分者蓋即明正経虛又傷於飲食而為病較傷飲食而致病者有間也

何以知傷寒得之然當譫言妄語何以言之肺主聲入肝為呼入心為言入脾為歌入腎為呻自入為哭故知肺邪入心為譫言妄語也其病身熱洒洒惡寒甚則喘咳其脈浮大而濇

假令心病而傷寒者乃肺邪入心也肺主聲故譫言妄語也若寒邪入肝則呼肝在聲為呼也入心則多言言為心聲又在聲為笑也入脾則歌脾在聲為歌也入腎則呻在聲為呻也自入肺之本藏則哭肺在聲為哭也其病身熱悪寒者心

火藏故身熱肺本寒藏故惡寒也甚則喘咳者肺主欬肺氣上逆則喘欬也其脈浮大心脈也濇肺之脈象也

何以知中溼得之然當喜汗出不可止何以言之腎主溼入肝為泣入心為汗入脾為涎入肺為涕自入為唾故知腎邪入心為汗出不可止也其病身熱而小腹痛足脛寒而逆其脈沉濡而大此為五邪之法也

假令心病而中溼者心主暑腎主溼今心病以傷溼得之故知腎入心也腎化五液腎為心邪故汗出不可止也溼邪入肝為泣肝主泣也入肺為涕肺主涕也自入腎之本藏則為唾腎主唾也其病身熱者心也小腹痛者腎之位也足脛寒

而逆者，足脛腎経所過之病，故畏寒而逆冷，淫性亦近寒也。其脈沉濡而大者，沉，腎脈之象；濡，淫氣之候；大則心脈之象也。心脈浮大，獨不言浮者，沉則不能浮也。夫法舉一為例之法也。五邪者，五藏得五行之邪也。欲知五邪之證，必審肝病見于色，心病見于臭，脾病見于味，肺病見于聲，腎病見於液。其脈以本藏之脈為主，而兼受邪之脈也。此以心一経為主病，而以各證驗其所從來，其義與十難診脈法同乎。此不特五藏互受五邪鑿然可曉，即百病見證莫不皆可類測，而為診脈辨證之法程也。

五十難曰：病有虛邪，有實邪，有賊邪，有微邪，有正邪，何以別之？

然從後来者為虛邪從前來者為實邪從所不勝来者為賊邪從所勝来者為微邪自病者為正邪

此承上文五藏五邪之病而辨其生剋之義也病有虛者如心藏屬火其病邪從肝木傳來木生火則木位居火之後是生我者邪挾生氣而來雖進而易退故曰從後来者虛邪也病有實邪者如心屬火其病邪從脾土傳來火生土則土位居火之前是受我之氣者其力方旺還而相剋其勢必盛故從前来者實邪也病有賊邪者如心屬火其病邪從腎水傳来水剋火心受剋而不能勝藏氣本已相制而邪氣挾其力而来殘削必甚故曰從所不勝来者賊邪也病有微邪者如

心屬火。其邪從肺金傳來。火剋金。金受剋而火能勝。藏氣既受制於我。則邪氣亦不能深入。故曰從所勝來者微邪也。正邪者。如心藏止有自藏之邪而無他藏干剋之邪者是也。

何以言之。假令心病。中風得之為虛邪。傷暑得之為正邪。飲食勞倦得之為實邪。傷寒得之為微邪。中溼得之為賊邪。

舉心為例。以發明上文之義也。中風肝木之邪也。得之言因中風而心得病也。肝邪乘心。是從後來者。故曰虛邪。傷暑得之為心藏自病。故曰正邪。飲食勞倦得之。脾下乘心。是前來者。故曰實邪。傷寒得之。肺乘心。從所勝來者。故曰微邪。中溼得之。腎邪乘心。從所不勝來者。故曰賊邪。餘藏可類推。此病傳

二

五藏之生尅也

五十一難曰病有欲得温者有欲得寒者有欲得見人者有不欲得見人者而各不同病在何藏府也然病欲得寒而欲得見人者病在府也病欲得温而不欲見人者病在藏也何以言之府者陽也陽病欲寒又欲見人藏者陰也陰病欲得温又欲閉户獨處惡聞人聲故以别知藏府之病也

素問金匱真言論曰府者陽也藏者陰也府爲陽陽病則熱勝故飲食衣服居處皆欲就寒而遠熱也陽主動而散以應乎外故欲得見人也藏爲陰陰病則寒勝故飲食衣服居處皆欲就温而遠寒也陰主静而藏以應乎内故閉户獨處惡

聞人聲也此統論藏府陰陽大義故與陽明脈解論陽明病惡人與火指一經熱甚而煩悗者有間也

五十二難曰府藏發病根本等否然不等也其不等奈何然藏病者止而不移其病不離其處府病者彷彿賁嚮上下行流居處無常故以此知藏病根本不同也

藏為陰陰主靜故止而不移也府為陽陽主動故上下流行也彷彿無形質也賁嚮動而有聲也居無常處者忽上忽下即流行之謂也藏病府病其根本不同者如此

五十三難曰經言七傳者死間藏者生何謂也然七傳者傳其所勝也間藏者傳其子也何以言之假令心病傳肺肺傳肝肝

傳脾，脾傳腎，腎傳心，一藏不再傷，故言七傳者死也。

七傳者，依序傳其所勝所剋之藏也。如心病傳肺，是火剋金也；肺又傳肝，是金剋木也；肝又傳脾，是木剋土也；脾又傳腎，是土剋水也；腎復傳心，是水剋火也；心又欲傳肺，是七傳矣。一藏不能再受邪傷，則死。吳呂廣以七當作次字之誤，與下間字方相合，其說亦通。蓋心病六傳，由腎至心，心藏不能復傳至肺也。其一藏不再傷者，是指心之不任再傷，於第七傳而死也。此即素問標本病傳論諸病以次相傳者，皆有死期，不可刺之義。

間藏者，傳其生也。假令心病傳脾，脾傳肺，肺傳腎，腎傳肝，肝傳

心是子母相傳竟而復始如環之無端故曰生也

間藏者間一藏傳其所生也如心欲傳肺而脾者肺之母心之子中間〻此一藏不傳所尅也假令心病傳脾是間肺所勝之藏爲火生土也脾病傳肺是間腎所勝之藏爲土生金也肺病傳腎是間肝所勝之藏爲金生水也腎病傳肝是間心所勝之藏爲水生木也肝病傳心是間脾所勝之藏爲木生火也心病又復傳脾則病自已此子母相傳而生也

五十四難曰藏病難治府病易治何謂也然藏病所以難治者傳其所勝也府病易治者傳其子也與七傳間藏同法也

藏病所以難治者傳其所勝也若傳其所生亦易治也府病

所以易治者傳其所生也若傳其所勝亦難治也蓋其義以藏病深府病淺分其難易耳然亦不可拘故曰與七傳間藏同法也

五十五難曰病有積有聚何以别之然積者陰氣也聚者陽氣也故陰沉而伏陽浮而動氣之所積名曰積氣之所聚名曰聚故積者五藏所生聚者六府所成也積者陰氣也其始發有常處其痛不離其部上下有所終始左右有所窮處聚者陽氣也其始發無根本上下無所留止其痛無常處謂之聚故以是别知積聚也

積者五藏所生藏屬陰陰邪漸積而成故曰積陰主靜故沉

102

伏不離其處乃藏陰氣結為病而或薫乎血故其部上下左右其形大小長短皆可循而按之也聚者六府所生府屬陽陽邪漸聚而成故曰聚陽主動故浮動而無定處乃純乎氣凝滯而不散故其部無定位其体無定形而上下左右流行無常也此陰陽積聚之所由分與五十二難當是一章或前後錯簡耳

五十六難曰五藏之積各有名乎以何月何日得之然肝之積名曰肥氣在左脇下如覆杯有頭足久不愈令人發欬逆痎瘧連歲不已以季夏戊己日得之何以言之肺病傳於肝肝當傳脾脾季夏適王王者不受邪肝復欲還肺肺不肯受故留結為

積故知肥氣以夏季戊己日得之

積畜也言血氣不行積畜為病亦由五邪相傳而成也肥氣者言其氣之肥盛也左脇為肝木左升之部如覆杯者本大末小肝木之象也頭足者一本二末木形歧出之義亦甚言其有形也欬逆者足厥陰之別脉貫膈上注於肺肝氣上冲於肺反乘所勝也瘖瘧即痎瘧間二日發者是也五藏皆有瘧在肝則為風瘧又瘧多發於少陽而厥陰于少陽為表裏也病邪入深連年不已然何以得之乃肺病傳肝傳其所勝也肝當傳脾脾土適旺於季夏土旺力能巨而不受邪當復反於肺而肝木又不能勝肺金故曰不肯受也邪因無道可行

故留結於肝而成積矣季夏戊己日得之者季夏未土月也戊己土日也月日皆脾土極旺之時肝木不能剋制即於是月是日而得是積也可見虛則受邪旺則邪不得入今人徒事攻積大失經旨非其治矣此章唯出五積之名狀而不言諸聚者蓋聚無常處故無名狀可定也

心之積名曰伏梁起臍上大如臂上至心下久不愈令人病煩心以秋庚辛日得之何以言之腎病傳心心當傳肺肺以秋適王王者不受邪心復欲還腎腎不肯受故留結為積故知伏梁以秋庚辛日得之

伏梁者伏而不動橫亘如梁木然起臍上至心下者臍上至

心下背心之分部也煩心者火鬱則心煩也然何以得之乃腎病傳心傳其所勝也心當傳肺肺金當秋適旺金旺力能拒而不受邪應復反於腎而心火又不能勝腎水故曰不肯受也邪留結於心而成積以秋庚辛日得之者秋當申酉金月而庚辛金日也金旺之月日心火不能剋制即於是月是日而得是積也

按靈樞藏府病形篇曰心脈微緩為伏梁在心下上下行時唾血經筋篇曰手少陰之筋其病內急心承伏梁下為肘網其成伏梁吐血膿者死不治是靈樞兩章皆心病有餘之積雖未明言病狀其義則同若素問腹中論曰病有少腹上下

左右皆有根病名伏梁裹大膿血居腸胃之外不可治治之每切按之致死此下則因陰必下膿血上則迫胃脘生鬲挾胃脘内癰此久病也難治居臍上為逆居臍下為從此病陽邪聚於血分致氣失輸轉之機非藏陰氣結之積也以其在少腹回旁太衝部分陽毒之邪聚而為膿為血下行必薄陰中便下膿血上行迫胃脘膈膜間而生内癰此論陽毒之伏梁也又曰人有身體髀股䯒皆腫環臍而痛病名伏梁此風根也其氣溢于大腸而著於肓肓之原在臍下故環臍而痛也不可動動之為水溺濇之病此病風邪根聚於中故環臍而痛臍為人身之樞樞病則不能旋斡陰陽之氣故周身皆

腫設妄攻風氣鼓動其水水溢于上則小便為之不利此論風毒之伏梁也是其名雖同其證其治則異若伏梁不辨乎風根其不見請於雞峰難矣

脾之積名曰痞氣在胃脘覆大如盤久不愈令人四肢不收發黄癉飲食不為肌膚以冬壬癸日得之何以言之肝病傳脾脾當傳腎腎以冬適王王者不受邪脾復欲還肝肝不肯受故留結為積故知痞氣以冬壬癸日得之

痞者否也天地不交而為否言痞結而成積也脾位中央土之象也故積在胃脘覆大如盤脾主四肢邪氣壅聚正氣不運故四肢不收脾有溼熱則色徵於外故皮膚爪目皆黄而

成癉但黄癉之因甚繁然皆不離乎脾與溼也脾主肌肉今脾有積不能布津液則所入飲食而不為肌膚也然何以得之乃肝病傳脾傳其所勝也脾當傳腎腎水當冬適旺水旺力能拒不不受邪欲復反於肝而脾土又不能勝肝木故曰不肯受也邪留結於脾而成積以冬壬癸日得之者冬當亥子水月而壬癸水日也水旺之月日脾土不能剋制即於是月是日而得是積也

肺之積名曰息賁在右脇下覆大如杯久不已令人洒淅寒熱喘咳發肺壅以春甲乙日得之何以言之心病傳肺肺當傳肝肝以春適王王者不受邪肺復欲還心心不肯受故留結為積

故知息賁以春甲乙日得之
賁古通奔息賁者言氣息賁迫也右脇下為肺金右降之分部洒淅寒熱者肺主皮毛也壅癰古通肺病則喘欬甚則發為肺癰素問大奇論曰肺之壅喘而兩胠滿者是也然何以得之乃心病傳肺傳其所勝也肺當傳肝肝木當春適旺木旺力能拒而不受邪欲復反於心肺金又不能勝心火故曰不肯受也邪留結於肺而成積以春甲乙日得之者春當寅卯木月而甲乙木日也木旺之月日肺金不能剋制即於是月是日而得是積也
按靈樞經筋篇曰手心主之筋其病當所過者支轉筋前及

胸痛息賁此言手心主之筋循脇腹散胸中下結于胃脘之賁門間其病當筋之所过結處為轉筋而前及胸痛散於胸中結於賁門故曰息賁又曰太陰之筋其病當所過者支轉筋痛甚則成息賁脇急吐血此言手太陰之筋散貫於賁門間其病當筋之所過者為支度轉筋而痛甚則成息賁脇急吐血蓋十二經筋合陰陽六氣氣逆則為喘急息奔血隨氣奔則為吐血也素問陰陽別論曰二陽之病發心脾有不得隱曲女子不月其傳為風消其傳為息賁者死不治此二陽者足陽明胃手陽明大腸也病發於心脾者其始必有得於隱曲之事於是思則氣結鬱而為火致損心營心營既損脾少

生扶則健運失職飲食漸減胃陰益虧夫人身之精血全賴後天穀氣榮養今穀津日竭鬱火内焚是以男子少精女子不月血液日見乾枯而大腸之傳道亦病胃爍生火火盛風生則消爍肌肉水精耗盡金失其源腎氣不納逆傳於肺致有喘息奔迫不治之證此三者似是而實非不容不辨奇病論帝曰病脇滿氣逆二三歲不已是為何病岐伯曰病名息積此不妨於食不可灸刺積為導引服藥藥不能獨治也此與本篇差同藥難獨治必兼導引之功又不可不知也

腎之積名曰賁豚發於少腹上至心下若豚狀或上或下無時久不已令人喘逆骨痿少氣以夏丙丁日得之何以言之脾病

傳腎腎當傳心心以夏適旺旺者不受邪腎復欲還脾脾不肯受故留結爲積故知賁豚以夏丙丁日得之此是五積之要法也

賁豚者其狀如豚之奔突以豚性躁動故也發於少腹上至心下者少腹腎之分部由少腹上冲至心下而止上下無定時也喘逆者足少陰之支脉從肺出絡心主胸中腎氣上冲故也腎主骨故骨痿腎不能納氣故少氣也然何以得之乃脾病傳腎腎傳其所勝也腎當傳心心火當夏適旺火旺力能拒而不受邪當復反於脾而腎水又不能勝脾土故曰不肯受也邪留結於腎而成積以夏丙丁日得之者夏當巳午火

月而丙丁火日也火旺之月日腎水不能剋制即於是月是日而得是積也

按傷寒論太陽篇曰發汗後臍下悸者欲作奔豚此因發汗虛其心液臍下悸者欲動而上奔也故用茯苓桂枝甘草大棗湯以保心而制水也又曰發汗後燒鍼令其汗鍼處被寒核起而赤者必發奔豚氣從少腹上至心此言發汗既傷其血液復用燒鍼令其汗是又傷其血脈矣血脈受傷則心氣虛加以寒凌心火故核起而赤心虛氣浮則腎氣乘而上奔故灸核上各一壯以通洩其經氣更與桂枝加桂湯散寒邪以補心氣也此兩節論外感誤治之證與積久而成者有間

金匱要略師曰病有奔豚有吐膿有驚怖有火邪此四部病皆從驚發得之此言肝膽因驚駭為病木者水之母也子病發驚母亦隨而上奔也餘三病亦因驚發而得非奔豚不為詳解又師曰奔豚病從少腹上衝咽喉發作欲死復還止皆從驚恐得之此因驚則傷心恐則傷腎心腎水火之氣虛而不能互相交感則腎之虛邪反乘心之虛而上奔矣故總其治曰奔豚氣上衝胸腹痛往來寒熱奔豚湯主之觀金匱兩條與本經之義相近然同因驚得而有肝膽心腎之異況外感聚積之不同是受病之因傳變之理不可不察豈獨奔豚一證為然

五十七難曰泄凡有幾皆有名否然泄凡有五其名不同有胃泄有脾泄有大腸泄有小腸泄有大瘕泄名曰後重

泄利也其證有五故有五泄之名後重者專指大瘕泄而言蓋脅邪下結氣墜不升故也此五泄之目下文詳之

胃泄者飲食不化色黃

胃泄者甲木之剋戊土也胃主納穀風木之邪乘之胃府鬱迫水穀不化必脈弦腸鳴黃者胃土之色經曰春傷於風夏生飧泄者是也

脾泄者腹脹滿泄注食即嘔吐逆

脾泄者脾土溼寒不能蒸水化氣故水穀並下脹滿泄注也

食即嘔吐者。脾弱下陷則胃逆也。必所下多水。脉緩腹不痛。

経曰溼甚則濡泄者是也。

大腸泄者。食已窘迫。大便色白。腸鳴切痛。

大腸泄者。腸虚氣不能攝。故胃方實即迫注於下。窘迫不及少待也。色白者大腸屬庚金。白金之色也。腸鳴切痛者氣不和則攻衝。故鳴而痛也。経曰清氣在下則生飧泄者是也。

小腸泄者。溲而便膿血。少腹痛。

小腸泄者。小腸屬丙火。不化寒水。鬱於溼土之中。内熱淫蒸。膿血腐化。又小腸與心為表裏。心主血。蓋氣不相攝而便膿血。小便亦不禁也。小腸之氣鬱衝。下達膀胱。膀胱近少腹。故少腹痛也。此即血痢之類耳。

大瘕泄者，裏急後重，數至圊而不能便，莖中痛。此五泄之要法也。

大瘕泄者，邪氣結於下，成癥瘕而不散也。裏急後重者，腸氣急迫肛門重墜也。數至圊而不能便者，皆癥結不散，故欲便而不爽也。莖中痛者，乃溼鬱為熱，大便氣不能達，則移於小便也。此即古之滯下，今名痢疾者也。

五十八難曰：傷寒有幾？其脉有變否？然。傷寒有五：有中風，有傷寒，有溼溫，有熱病，有溫病。其所苦各不同。

素問於風論熱論寒言之甚詳，豈得獨遺寒論一門，而熱論首言今夫熱病者皆傷寒之類也既云類傷寒則有傷寒專論可知惜乎第七一卷亡於兵火亦以見古医經以傷寒為外感之統名越人恐後世寒温莫辨故作傷寒有五之論以分別其脈證滑氏以變當作辨是矣

中風之脈陽浮而滑陰濡而弱

中風者風寒直傷肌腠也風無定體偏寒即從寒化風寒之邪直入肌肉而傷其營營血傷則血脈弱而其脈動必緩陽寸浮者乃衛陽外越也陰尺弱者乃營血受傷也然必見熱自發汗自出惡寒惡風鼻鳴乾嘔等證方是風寒中肌腠之的證的脈也謂風衛寒傷営者非也其實寒傷衛風傷營耳

或問許學士發微論言風傷衛寒傷營成無已以降不宋之而子獨謂寒傷衛風傷營者何耶曰寒者太陽之本氣也太陽之陽發于至陰而充于皮毛是皮毛一層衛所居也衛陽虛招外寒致皮毛閉塞而無汗故曰寒傷衛也風在六府屬厥陰肝木厥陰主營血血虛則招外風夫營血雖與衛氣偕行而究之皮毛一層為衛所司肌肉一層為營所宅風入肌肉中而營不守衛是以衛氣淺而自汗出故曰風傷營也況仲景無汗用麻黃明是治衛氣之藥有汗用桂枝明是和營血之藥安得淆混哉或問麻黃治寒傷衛桂枝治風傷營已明其義何以仲景辨脈篇曰寸口脈浮而緊浮則為風緊則

為寒風則傷衛寒則傷營營衛俱病骨節煩疼當發其汗也此非風傷衛寒傷營之明證耶曰此章本內經寒傷形熱傷氣陽邪傷陽陰邪傷陰統該陰陽二氣而言非謂桂枝主風傷衛麻黃主寒傷營也讀書貴乎融貫不可執泥此所謂風傷營者言風寒之邪直中營中逼其衛氣外洩寒風則傷營也若風溫之邪首先犯衛衛主氣蓋熱則傷氣矣所謂寒傷衛者非不傷營蓋寒閉衛外之氣則無汗然亦由斂其營血而然此內經熱傷氣寒傷形之旨也設寒熱莫辨執風為陽邪而傷衛一語以溫裏和營之桂枝湯治風溫則謬之甚矣可不慎哉

按此論中風為風寒入肌腠外感也若金匱所論中風有中府中藏中血脉之分與此不同不可誤也中府之脉多浮五色必顯於面惡風惡寒拘急不仁或中身之前或中身之後或中身之側其病在表多着四肢雖見半身不遂手足不隨痰涎壅盛氣喘如雷然目猶能視口猶能言且外有六经形證也中藏其病在裏多滯九竅故唇緩二便閉者脾中也不能言者心中也耳聾者腎中也鼻塞者肺中也目瞀者肝中也中血脉者病在半表半裏外無六经之證内無二便之閉但見口眼喎斜半身作痛而已致若体縱不收耳聾無聞目瞀不見口開眼合撒手遺尿失音鼾睡乃本實先撥陰陽樞

紐不交為難治之脱證矣此名同而證異者不可不辨也

溼温之脉陽濡而弱陰小而急

溼温者暑與溼交合之温病也其因有三先受暑後受溼熱為溼遏者則其脉陽濡而弱陰小而急濡弱見於陽部溼氣搏暑也小急見於陰部暑氣蒸溼也此本經所謂之溼温也若其人嘗傷於溼因而中暍溼熱相搏則發為溼温證見兩脛冷腹滿叉胸頭目痛苦妄言治在足太陰不可發汗此叔和脉經所謂之溼温也有觸時令鬱蒸之氣者春分後秋分前少陰君火少陽相火太陰溼土三氣合行其事是天本熱也而益以日之暑日本烈也而載以地之溼三氣交動時分

時合其分也風動於中勝溼解蒸不覺其苦其合也天之热氣下降地之溼氣上騰人在氣交中受其炎蒸無隙可避口鼻受邪着於脾胃脉濡弱舌苔白或绛底嘔逆口乾而不能渴飲胸次耎而滿悶身潮热汗出稍凉少頃又热此喻西昌所謂三氣合而為病之溼温也然其因雖有不同而其病多屬足陽明足太陽盖溼土之邪同氣相感也病在二经之表多兼手少陽三焦病在二经之裏多兼手厥陰包絡以少陽厥陰同司相火故也識此庶幾知所從治矣

傷寒之脉陰俱盛而緊濇

傷寒者寒傷太陽之膚表也華元化曰傷寒一日在皮二日

在膚三日在肌四日在胸五日在腹六日入胃是風寒初感之邪由皮膚毛竅而入抑遏營氣束於經脈故脈陰陽俱浮盛緊濇而無汗也然必見頭項強痛發熱身疼腰痛骨節疼痛惡風惡寒而喘諸形證方是寒傷膚表之的證的脈也夫太陽膀胱中所化之氣由氣海循衝任过膈入肺出之於鼻為呼出氣膀胱所化之氣又有内從三焦脂膜出諸氣街循肌肉達于皮毛為衛外之氣人知口鼻出氣而不知周身毛竅亦無不出氣鼻氣一出則周身毛竅之氣皆張鼻氣一入則周身毛竅皆斂甚毛竅之氣不得外出則反入於内壅塞於肺上出口鼻而為喘故寒傷膚表皮毛之衛氣不得外

出則返於內而上壅為喘皮毛之內是肌肉寒邪內犯肌肉故周身疼痛邪犯太陽之經脈故頭項腰痛人身皮肉之肌俗名肥肉肥肉內夾縫中有紋理名曰腠理又內為瘦肉瘦肉兩頭即生筋筋與瘦肉為一体皆附骨之物也故邪犯瘦肉則入筋而骨節疼痛內經曰諸筋皆屬於節者是也但發其表則寒邪由內及外從毛竅而汗解矣故仲景以麻黃湯治之

熱病之脈陰陽俱浮浮之滑沉之散濇

熱病者溫熱病概伏氣外感而言也脈陰陽俱浮者金匱要略云浮脈則熱陽氣盛故也浮之而滑沉之散濇者滑則陽

114

盛於外，濇則陰衰於內也。夫溫者熱之漸，熱者溫之甚，其實一而已矣。然內外微甚，間不可不辨也。伏氣溫病者，乃冬日之陽熱被嚴寒殺厲之氣所折，伏藏於肌骨之間，至春感春陽之氣而觸發，熱邪內發，陰液已傷，即仲景傷寒論所謂發熱而渴不惡寒之溫病是也。外感風溫者，或冬暖不藏，或春日氣溫，其風偏熱，即從熱化，其證脈浮，惡風發熱咳嗽者是也。若內有伏氣，外為風熱逗引，兩陽相合，衛氣先傷，誤以辛溫表散，致成灼熱，身重多眠，息鼾，自汗，直視失溲，瘛瘲諸逆證者，即傷寒論所謂誤汗，被下，被火，一逆尚引日，再逆促命期之風溫，是外感而兼伏氣者也。王安道曰：溫熱病之脈，多在肌肉之分而不甚浮且右手反盛於左手者良由怫熱在内也或左手盛或浮者必有重感之風寒否則非溫病熱病是暴感風寒之病耳此溫熱病脉一定不移之論也何以言之素問陰陽應象大論曰左右者陰陽之道路也水火者陰陽之徵兆也血陰也水亦陰也氣陽也火亦陽也以脉体言左屬血陰也右屬氣陽也此即血氣之左右水火之徵兆也風熱屬陽邪先傷無形之氣風寒乃陰邪首犯有形之血亦即内經寒傷形熱傷氣之旨也識此當知風熱傷衛風寒傷營可不致執許學士風傷衛一語而以桂枝治溫熱遺人夭札矣

按伏氣之理未有闡發其義者請試明之素問陰陽應象大

115

論曰重陰必陽重陽必陰故曰冬傷於寒春必病溫春傷於風夏生飧泄夏傷於暑秋必痎瘧秋傷於溼冬生咳嗽此章經文尤重在重陰必陽重陽必陰兩句亦以見天地陰陽之邪隨人身之氣化感召而非寒能變熱熱可變寒也其冬傷於寒春必病溫者冬至一陽漸生人身之陽氣內盛冬日嚴寒殺厲之氣時中於人入於膚腠其內伏之陽熱被寒毒所折深淺於骨髓之間至春陽氣盛長伏邪淺者亦可隨春陽之氣漸散伏邪深者或遇風寒所遏或困嗜慾所傷內伏鬱結之陽氣為外邪觸發伏氣既得發泄遏天氣之陽熱兩熱相干發為溫病溫之甚者即為熱病此陰必陽也夏傷於暑秋

必瘧者夏至一陰漸生人身之陰氣内盛暑乃傷邪陽氣外爍則裏氣虛寒加以貪涼飲冷損其真陽至秋陰氣盛長之時内伏陰邪欲出外襲陽暑欲入陰陽相持故發為往來寒熱之瘧疾此重陽必陰也春傷於風夏生飧泄秋傷於溼冬生咳嗽者乃陰陽上下之相乘也夫喉主天氣咽主地氣陽受風氣陰受溼氣傷於風者上先受之傷於溼者下先受之陽病者上行極而下是以春傷於風者夏生飧泄風為陽邪泄乃陰病此重陽必陰也陰病者下行極而上是以秋傷於溼上逆而欬溼乃陰邪欬為陽病此重陰必陽也然邪之所湊其氣必虛人身之神氣血脈皆生於精能藏其精則血氣

内固外邪何由内侵。金匱真言論曰：精者身之本也。故藏於精者春不病温。攝生者可不慎諸。

温病之脉，行在諸經，不知何經之動也，各隨其經所在而取之。

温病者，瘟疫病也。古無瘟字，温與瘟通故也。疫者役也，猶徭役之謂。多見於兵燹之餘，或水旱偏災之後，大則一城，小則一鎮一村，遍相傳染者是也。乃天地沴厲之氣，不可以常理測，不可以常法治也。故素問遺篇有五疫之刺，龐安常有青筋索、赤脉攢、黄肉隨、白氣貍、黑骨温五色之治。疫之為病，偏温偏熱者多，偏寒者少，然間亦有之。如巢源所載，從春分以後，秋分節前，天有暴寒，皆為時行寒疫也。寒疫初病，寒熱無

二十四

汗面赤頭痛項強蓋得之毛竅開而寒氣閉之也與傷寒異處惟傳染耳其證多見於金水之年是金水不能斂藏人物應之而為寒疫也若東坡治疫之聖散子又寒而兼乎溼者也近世吳又可之論疫乃溫熱夾溼者故其氣臭如屍色蒸晦垢舌本深絳苔如積粉神情昏擾而驚悸脈右盛而至數模糊皆溼熱相搏之徵故宜達原飲以達募原之伏邪也至余師愚之清瘟敗毒散重用石膏又專治暑熱之成疫者也越人早鑒於此故曰溫病之脈行在諸經不知何經之動也各隨其經之所在而取之其旨深矣若黃坤載以素問熱病論之一日太陽二日陽明三日少陽四日太陰五日少陰六

117

日厥陰經隨日傳六日而盡須逐日診之難以預定為解不知傳經者乃正氣以次相傳七日來復周而復始一定不移非病氣之傳也病氣之傳本太陽病不解或入於陽或入於陰不拘時日無分次第如傳於陽明則見陽明證傳于少陽則見少陽證傳三陰則見三陰證故傷寒論曰傷寒二三日陽明少陽證不見者為不傳也況病邪隨經氣之虛而傳臨中風傷寒熱病皆然何以越人於各證之下皆有專脈獨於溫病而云不知何經之動各隨所在而取之分明指天地沴厲之氣不可以常理測治而言何黄氏之不察妄議謬之甚矣

傷寒有汗出而愈下之而死者有汗出而死下之而愈者何也然陽虚陰盛汗出而愈下之即死陽盛陰虚汗出而死下之而愈

傷寒為此五病之通稱但傷寒有汗出而愈下之則死者有下之而愈汗出則死者其故何歟蓋寒邪外襲為陰盛可汗而不可下熱即内熾為陽盛可下而不可汗王叔和傷寒序例曰桂枝下咽陽盛則斃承氣入胃陰盛以亡即此義也

寒熱之病候之如何也然皮寒熱者皮不可近席毛髮焦鼻槀不得汗肌寒熱者皮膚痛脣舌槀無汗骨寒熱者病無所安汗注不休齒本槀痛

寒熱病候之如何者言忽寒忽熱之其病當候病之所在也

皮寒熱者，言寒熱在皮，邪之中人最淺者。肺主皮毛，開竅於鼻，故邪在皮毛，則皮不能着物，毛髮焦乾，而鼻枯槁不澤也。不得汗，營衛不和也。肌寒熱者，皮内即肌，肌肉。肌肉之邪由皮膚而入，故皮膚痛也。脾主肌肉，開竅於口，故肌有邪，則唇舌皆受病也。骨寒熱者，肌肉之内骨也，骨受邪，其病最深，故一身之中無所得安也。腎主骨，又主液，齒為骨之餘，故骨病則腎液泄而為汗，齒枯槁而痛也。

按此節乃靈樞寒熱病篇文，而與以上五種傷寒有間，然皆經氣之為病，宜取三陽少陰之絡以去邪，雖與傷寒各異，而皮膚肌肉骨髓之層次經氣則一，是越人列此一節於五種

傷寒之後者正示人以內傷雜病與外感之病形證不同不可誤治耳

五十九難曰：狂癲之病，何以別之？然：狂疾之始發，少臥而不饑，自高賢也，自辨智也，自貴倨也，妄笑好歌樂，妄行不休是也。癲疾始發，意不樂，直視僵仆，其脈三部陰陽俱盛是也。

狂病屬陽，始發之時，陽氣盛，不入於陰，故少臥；陽氣并於上，故不饑。其自高賢、自辨智、自貴倨，皆狂之意也；妄笑好歌、妄行，皆狂之態也。病發於陽，陽性動，故其狀皆有餘，即前二十難所謂重陽者狂是也。癲病屬陰，始發之時，意不樂，癲之意也；直視僵仆，癲之態也。病發于陰，陰性靜，故其狀皆不足，即二十難所謂重陰者癲是也。脉三部陰陽俱盛者。是總上二者而言。謂發於陽為狂。則三部陽脉俱盛。發於陰為癲。則三部陰脉俱盛也。

按素問病能論。帝曰。有病怒狂者。此病安生。岐伯曰。生於陽也。帝曰。陽何以使人狂。岐伯曰。陽氣者。因暴折而難決。故善怒也。病名曰陽厥。帝曰。何以知之。岐伯曰。陽明者常動。巨陽少陽不動。不動而動大疾。此其候也。帝曰。治之奈何。岐伯曰。奪其食即已。使之服以生鐵洛為飲。夫生鐵洛者。下氣疾也。此總論狂病屬於陽氣盛。陽氣宜於升達。若抑折之則病。其來太陽少陽之脉動之不甚者。而動且大疾。則陽明之脉常動者其動盛可知為狂病將發之候先當奪其食使胃火弱而氣衰庶幾陽動息而病可愈甚則服以鐵落飲下氣開結而平木火之邪也靈樞癲狂篇曰狂始生先自悲也喜忘苦怒善恐者得之憂饑此言陰虛則陽盛以致病狂也又狂始發少臥不饑自高賢也自辯智也自尊貴也善罵詈日夜不休者此心氣之實狂也又狂言驚善笑好歌樂妄行不休者得之大恐此言胃病上傳於心而為心氣之實狂以大恐則傷胃也又狂目妄見耳妄聞善呼者少氣之所生也此因胃氣少而致心氣虛狂也又狂者多食善見鬼神善笑而不發於外者得之有所大喜此言喜傷心志而為虛狂也又狂

而新發未應如此者先取肝經之曲泉左右動脉及甚者見血有頃已不已灸骨骶二十壯此分論狂病虛實治未發先清洩木氣而不令及於心神也素問通評虛實論帝曰癲疾何如岐伯曰脉搏大滑久自已脉小堅急死不治曰癲疾之脉虛實何如曰虛則可治實則死此總論癲疾屬於陰氣盛陰盛則陽虛故其脉搏指而大滑心肝之陽未衰有來復之象故久而自已若小堅急純陰無陽則死不治脉虛者邪亦虛脉實者邪亦實實即堅急之意故亦主死也靈樞癲狂篇曰癲疾始生先不樂頭重痛視舉目赤甚作極已而煩心候之於顏此言厥氣上乘於天氣及太陽君火也夫癲乃陰陽

之氣先厥於下後上逆於巔而為病當候之於顏面氣色也又癲疾始作引口啼呼喘悸者此言太陽主開陽明主闔乃厥氣上乘致開闔不清而為病也又癲疾始作先反僵因而脊痛者此厥氣逆於寒水之太陽及寒氣乘於地中也又治癲疾者常與之居察其所當取之處病至視其有過者寫之置其血於瓠壺之中至其發時血獨動矣不動灸骶骨二十壯此言治癲疾當分天地水火之氣而治之太陽之火日也隨天氣而日遶地一周動而不息者也地水者靜而不動者也常與病居察其病在手足何經其法致其血於瓠壺中發時氣相感則血動是感天氣太陽之運動也當候之手太陽陽明

太陰者是也。不動者，病陷於地水之中，當候之足太陽、陽明、太陰者也。更宜灸骶骨二十壯。若不圖之於早，病成則難治，故《下經》之骨癲疾、筋癲疾、脈癲疾，多云不治也。若夫癇證，《素問·奇病論》帝曰：人生而有病癲疾者，病名曰何？安所得之？岐伯曰：病名為胎病，此得之在母腹中時，其母有所大驚，氣上而不下，精氣并居，故令子發為癲疾也。此論生而病癲癇，為先天受之病。孕婦受驚，精氣上而不下，精與驚氣并居而為病，故曰胎病也。然亦有不從母腹中得之，若卒然聞驚而得者，蓋驚則神出舍空，痰涎乘間而歸之也。但癇證與癲厥異者，仆時口作六畜聲，將醒時吐涎沫耳。更有血迷似癲者，婦人月水崩漏过多血氣迷心或產後惡露上衝而語言錯亂神志不寧者血虛神耗也又有心風似癲者精神恍惚喜怒言語或時錯亂有癲之意不如癲者之甚皆痰氣為病不可不辨也

六十難曰頭心之病有厥痛有真痛何謂也然手三三陽之脈受風寒伏留而不去者則名厥頭痛

厥逆也言氣逆而痛也厥痛厥頭痛厥心痛也真痛真頭痛真心痛也手三陽之脈為風寒留滯而不行則壅逆而衝於頭故名厥頭痛也足三陽之脈風寒留滯亦作頭痛今不言者省文也

入連在腦者名真頭痛

真頭痛不在經而入連於腦故痛甚腦盡痛手足寒至節死不治蓋腦為髓海其氣之所聚卒不受邪受邪則死矣

按素問奇病論帝曰人有病頭痛以數歲不已此安得之名為病岐伯曰當有所犯大寒內至骨髓髓者以腦為主腦逆故令頭痛齒亦痛病名曰厥逆此因寒邪入髓則上入頭腦而為痛其邪入深故數歲不已也若靈樞厥論篇所載厥頭痛面若腫起而煩心者陽明之氣上逆而為痛也又頭脈痛心悲善泣者厥陰之氣上逆而為痛也又貞貞頭重而痛者少陰之氣上逆而為痛也又項先痛腰脊為應者太陽之氣

上逆而爲痛也。又頭痛甚，耳前後脉湧有熱者，少陽之氣上逆而爲痛也。又真頭痛甚，腦盡痛，手足寒至節，死不治。此非六氣之厥，乃客邪犯腦，故頭痛甚，腦盡痛。葢頭爲諸陽之首，腦爲精水之海，手足寒至節，此真氣爲邪所傷，故死不治也。更有擊墮而爲痛者，大痺而爲痛者，寒氣傷營而爲偏痛者。是经論頭痛者如此，不獨手三陽爲痛也。

其五藏氣相干，名厥心痛。

諸经絡皆屬于心，葢心主百脉，其營血由心而通於十二经絡也。若一经有病，其脉逆行，逆則乘心，乘心則心痛，故曰厥心痛。是五藏氣衝逆致痛，非心家自病也。

其痛甚。但在心。手足青者。即名真心痛。其真心痛者。旦發夕死。夕發旦死。

心爲藏府之大主。精神之所舍。其藏堅固。邪不能容。容之則傷心。心傷則神去。神去則死矣。真心痛其痛甚。但在心。而無别藏相干也。手足青者。寒邪犯君火之位。血色變也。旦發夕死。夕發旦死者。心不受邪也。真頭痛亦然。蓋腦爲人身之主宰。亦不受邪。故滑氏言其真心痛者。真字下欠一頭字。是矣。

按靈樞厥論篇曰。厥心痛與背相控。善瘛。如從後觸其心。傴僂者。腎心痛也。又腹脹胸滿。心尤痛甚者。胃心痛也。又痛如以錐針刺其心。心痛甚者。脾心痛也。又色蒼蒼如死狀。終日不得太息者肝心痛也又卧若徒居心痛間動作痛益甚色不变者肺心痛也此别藏府相干之痛也又真心痛手足青至節心痛甚旦發夕死夕發旦死此傷其藏真而為真心痛也

六十一難曰经言望而知之謂之神聞而知之謂之聖問而知之謂之工切脉而知之謂之巧何謂也

望謂望病人五藏之色見於面者各有分部以應相生相尅之候也聞謂聞病人之聲音以察病之所在也問謂問病人之所患及其愛憎喜怒以求病之原也切謂切病人之脉而得病出何藏何府也神神化不測之謂聖至於至極之謂工專精之謂巧心智靈变之謂此與靈樞邪氣藏府病形篇微

124

有不同。経言或別有所本也。

然望而知之者。望見其五色以知其病。

望而知之者。望其資稟色澤間之神氣。靈樞所謂粗守形。上守神者是也。然人之神氣。在有意無意之間。流露最真。医者清心凝神。一会即覺。不宜過泥。泥則私意一起。医者與病者神氣相混。反覺疑似。難於捉摸。此又以神會神之妙理也。神氣云何。有光有体是也。光者外面明朗。體者裏面潤澤。光無形。主陽主氣。体有象。主陰主血。氣血無乖。陰陽不爭。自然光體俱備矣。素問五藏生成論曰。五藏之氣。故色見青如草茲者死。黄如枳實者死。黑如炲者死。赤如衃血者死。白如枯骨

三十二

者死此五色之見死也夫五色乾枯以氣血俱亡無光無体神氣已去者也故主死又青如翠羽者生赤如雞冠者生黃如蟹腹者生白如豕膏者生黑如烏羽者生此五色之見生也是以氣血未傷有光有體不能內含而亦不外露者也故雖病而主生又生於心如以縞裹朱生於肺如以縞裹紅生於肝如以縞裹紺生於脾如以縞裹括蔞實生於腎如以縞裹紫此五藏所生之榮也夫平人五藏既和其色稟胃氣而出於皮毛之間胃氣色黃皮毛色白精氣內含寶光外發既不浮露又不混蒙故曰如縞裹也觀內經論色分死病平三等雖未明言神氣而神氣即寓其中然五色內應五藏此道

其常而病則有變甚有五色不應五藏者此又变中之变也若能察神氣因其常而識其变則於望色之道得其要領矣

聞而知之者聞其五音以別其病

聞而知之者聞其音聲分別清濁以察其病也土者其數五五者音也故音聲發於脾土而響於肺金也在心主言心開竅於舌舌者音聲之機也肝主語肝循喉嚨入頏顙喉嚨者氣之所以上下者也頏顙者分氣之所泄也肝心氣和而後言語清亮也然又從脣間動氣之所發故脣氣短促上氣不能接下氣矣是以發言歌咏出於五藏神之五志故有音聲語言不清者當責之心肝能語言而無音聲者當責之脾肺

能言語音聲而氣不接續者當責之兩腎此音聲之原委也若經以五音配五藏肝音角其聲呼心音徵其聲笑脾音宮其聲歌肺音商其聲哭腎音羽其聲呻若明其原委辨其清濁分其陰陽審其虛實以察病情於聞聲一法庶乎近矣

問而知之者問其所欲五味以知其病所起所在也

問而知之者問察其原委也夫工於問者非徒問其證殆欲即其證以求其病因耳脫營失精可於貴賤貧富間問之更當次第問其人平昔有無宿疾有無恚怒憂思食喜淡喜濃喜燥喜濕嗜茶嗜酒再問其病初起何因前見何證後變何證惡寒惡熱孰重孰輕有汗無汗汗多汗少汗起何處汗止何

126

處頭痛身痛痛在何時痛在何處口淡口苦渴與不渴思飲不思飲飲多飲少喜熱喜冷思食不思食能食不能食食多食少化速化遲胸心脇腹有無脹痛二便通濇大便爲燥爲溏小便爲清爲濁色黄色淡婦人則問其有無胎産月事先期後期有無脹痛可有帶下是赤是白或多或少種種詳詰就其見證審其病因方得治病求本之旨也

切脈而知之者診其寸口視其虛實以知其病在何藏府也

切而知之者診其寸口以知其病也非内經遍診動脈之法也或問内經遍診動脈祇設浮沉緩急大小滑濇之八脈特於對待微甚懸絶著其相去三等而脈之情變已精後世繁

三十四

為二十九脈愈求精而脈愈晦者因獨取寸口之誤耶曰非也張氏云後世知識脈難而不知古人審脈之更難也所謂識脈者浮而不沉也沉不浮也遲不及也數太過也虛不實也實不虛也滑不濇也濇不滑也長不短也短不長也大不小也小不大也緩不遠也弱不盛也伏不見也耎無力也微不顯也散不聚也洪洪大也細微細也代更代也牢堅牢也動者滑大於關上也弦者狀如弓弦按之不移也緊者如轉索無常也芤者浮大而按之中空也革者中空而外堅也結者緩而有止也促者數而有止以對待之法識之猶易分別於指下所謂審脈者體認所見之脈何因所主之病何證以

心印之而後得也。仲景平脈篇曰。浮為在表。沉為在裏。數為在府。遲為在藏。又曰。浮則為風。浮則為熱。浮為氣實。浮為氣虛。浮則無血。浮則為虛。是將為外感乎。為內傷乎。為氣乎。為血乎。為實乎。為虛乎。是必審其證之表裏陰陽寒熱虛實。病之久病新病。脈之有力無力。而斷之以意。然後參之以望聞問。必四診咸備。庶幾可保萬全。故曰審脈之更難也。可不慎歟。

經言。以外知之曰聖。以內知之曰神。此之謂也。

視色聞聲者。以外知之也。故曰聖。問因切脈者。以內知之也。故曰神。此總結上文四診之意也。

右第四卷四十八難至六十一難論病

難經正義卷之五

揚州葉霖学 浙江

六十二難曰藏井滎有五府獨有六者何謂也然府者陽也三焦行於諸陽故置一俞名曰原府有六者亦與三焦共一氣也

藏有五者謂井滎俞經合也府有六者謂井滎俞原經合也夫五藏之脉皆以所出為井所流為滎所注為俞所行為經所入為合是謂五俞以應五行木火土金水也六府亦有俞以應五行金水木火土也惟過之穴為原故有六也原者元也元氣者三焦之氣也蓋三焦包絡主相火故列五行之外而三焦所行者遠其氣所流聚之處五穴不足以盡之故別置一穴名曰原也三焦為陽氣之根六府屬陽其氣皆三焦所出故曰

三十六

共一氣也。

六十三難曰：十變言五藏六府滎合，皆以井爲始者，何也？然：井者，東方春也，萬物之始生，諸蚑行喘息，蜎飛蠕動，當生之物，莫不以春而生，故歲數始於春，日數始於甲，故以井爲始也。

人身藏府經穴起止，其次第先井，次滎，次俞，次經，次合，故云以井爲始也。井，谷井，非掘成之井也。山谷之中，泉水初出之處，名曰井。井者，主出之義也。谿谷出水，從上注下，水常射焉。井之爲道，以下給上者也。是則井者，經脈之所出也。其既出瀯瀯流利未暢，故謂之滎。說文曰：滎，絶小水也。水雖絶小，停留則深，便有挹注之處，瀦則外瀉，故謂之俞。俞與輸通。說文曰輸委輸也即輸瀉之謂其既輸瀉則紆徐逐流歷成渠經經與經通經者經也經行既達而会合於海故謂之合合者會也此是水之流行也人之經脉亦取法於此故取以名穴也以井為始春者以其發源所生之義也歲數始於春者正月為歲首故也日數始於甲者謂東方屬甲乙為干之首也蚑行喘息蜎飛蠕動皆春氣發生之義耳

六十四難曰十變又言陰井木陽井金陰滎火陽滎水陰俞土陽俞木陰經金陽經火陰合水陽合土

人身經脉起于井穴五藏屬陰從春夏而至秋冬故陰井為木陰井木生陰滎火陰滎火生陰俞土陰俞土生陰經金陰

經金生陰合水六府屬陽從秋冬而至春夏故陽井為金陽井金生陽滎水陽滎水生陽俞木陽俞木生陽經火陽經火生陽合土此陰陽逆順之氣五行相生之序也

陰陽皆不同其意何也然是剛柔之事也陰井乙木陽井庚金陽井庚庚者乙之剛也陰井乙乙者庚之柔也乙為木故言陰井木也庚為金故言陽井金也餘皆倣此

剛柔者即乙庚之配合也陰井為木乙陰木也陽井為金庚陽金也乙與庚合以陰木合陽金故曰庚乃乙之剛乙乃庚之柔也陰滎水是丁與壬合也陽俞木陰俞土是甲與己合也陽經火陰經金是丙與辛合也陽合土陽合水是戊與癸合

也。此陰陽配合之道也。其十干化合之義。已詳三十三難。註中當參互觀之。

按靈樞本輸篇論井滎俞經合甚詳。欲求藏府經脈之血氣生死出入者。不可不知也。其義以營衛氣血皆生于胃府水穀之精。營行脈中。衛行脈外。血行脈中。氣行脈外。然血中有氣。氣中有血。陰陽互根。不可相離。是脈內之血氣。從氣衛而滲灌于脈外。脈外之氣血。亦從孫絡而溜注于絡中。外內出入之相通也。五藏內合五行。故其俞五。六府外合六氣。故其俞六。蓋六氣生於五行而有二火也。人身十二經脈合六藏六府之十二大絡。及督脉之長強。任脈之尾翳。脾之大包。凡二十七脈之血氣出入於手足指之間所出為井所溜為滎所注為俞所行為経所入為合此二十七脈之血氣從回肢通於藏府而藏府中之血氣又從経脈繆處通於孫絡而溜於絡脈交相逆順而行外而皮膚内而経脈者也夫経脈有三百六十五穴会絡脈有三百六十五穴會孫絡亦有三百六十五穴會経脈寛大孫絡窄小経脈深而絡脈浅故黄帝有五藏之所溜處濶散之度浅深之狀高下所至之間也西医言过心化赤之血由脈管行遍散諸微絲管由微絲管之尾漸併漸粗入廻血管血入廻血管其色變紫與脈管交相逆順而行至總廻管過心入肺呼出炭氣吸入養氣復化為赤

血者即此義也西医知血之行諸絡脈而不知所以能行者氣為之也其井滎俞経合五行出入之道西医昧而不明是知其所當然而不知其所以然也

六十五難曰経言所出為井所入為合其法柰何然所出為井井者東方春也萬物之始生故言所出為井也所入為合合者北方冬也陽氣入藏故言所入為合也

経言靈樞本樞篇也井滎俞経合如春夏秋冬之周而復始東南西北之循環無端也春夏主生養陽氣在外秋冬主收藏陽氣在内井屬春故自井而生發合屬冬故至合而入藏如天地一歳而有四時一日亦有四時人身隨其氣而運行

所以一呼一吸陰陽無不周遍也

按本輸篇言肺之井木出手大指内側之少商穴溜於魚際為滎注於太淵為俞行於經渠為經入於尺澤為合心之井木出手中指之端心包絡經中衝穴溜於勞宮為滎注於大陵為俞行於間使為經入於曲澤為合心之井滎俞經合而行包絡之經者何也蓋心注血包絡主脈君相之相合也心與包絡血脈相通心藏所出之血氣間行於手少陰之經手厥陰之經也肝之井木出足大指之端大敦穴溜於行間為滎注於太衝為俞行於中封為經入於曲泉為合脾之井木出足大指内側隱白穴溜於大都為滎注於太白為俞行於

商丘為經。入于陰之陵泉為合。腎之井木。出足心之湧泉穴溜於然谷為滎。注於太谿為俞。行于復溜為經。入於陰谷為合。此五藏之井滎俞經合也。膀胱之井金。出足小指之端至陰穴溜於通谷為滎。注於束骨為俞。過於京骨為原。行於崑崙為經。入于委中為合。膽之井金。出於足小指次指之端竅陰穴溜於俠谿為滎。注于臨泣為俞。過於丘墟為原。行於陽輔為經。入於陽之陵泉為合。胃之井金。出足大指內次指之端厲兌穴溜於內庭為滎。注於陷谷為俞。過於衝陽為原。行於解谿為經。入於下陵為合。三焦者。上合手少陽。其井金。出手小指次指之端關衝穴溜於液門為滎。注於中渚為俞。過於陽池為原行於支溝為經入于天井為合而三焦下俞出於足大指之前委陽穴是足太陽之絡蓋三焦之氣出於腎遊行於上中下其斜者為絡入絡膀胱直者為經即手少陽也故三焦之俞有二焉小腸之井金出手小指之端少澤穴溜於前谷為滎注於後谿為俞過於腕骨為原行於陽谷為經入於小海為合大腸之井金出於手大指次指之端商陽穴溜於本節之前二間為滎注於本節之後二間為俞過於合谷為原行於陽谿為經入於曲池為合此六府之井滎俞原經合也夫藏府之井起於木金者木金乃生成之始終也五藏藏精其氣皆陰然化氣必生於陽故五藏雖陰而其起恒同

起於少陽之生木。六府致用。其氣皆陽。然氣盛必歸於精。故六府雖陽。而其氣為成。皆起於西成。說物之兑金。是以藏井為木。府井為金也。生氣在藏。成氣在府。如四時之春秋。此陰陽之定理。鍼法所必究也。然祇節經文之大略。其經穴部位分寸。須詳考銅人圖像。庶不致悞。

六十六難曰。經言肺之原出於太淵。心之原出於大陵。肝之原出於太衝。脾之原出於太白。腎之原出於太谿。少陰之原出於兑骨。（神門穴也）膽之原出于丘墟。胃之原出於衝陽。三焦之原出於陽池。膀胱之原出於京骨。大腸之原出於合谷。小腸之原出於腕骨。

考甲乙經肺之原太淵在手掌後陷者中心之原大陵在掌後骨下横紋中兩筋間此手厥陰心包絡之穴也心與包絡相通故取此穴亦可謂之心也肝之原太衝在足大指本節後二寸陷者中脾之原太白在足大指後内側白肉際陷者中腎之原太谿在足内踝後跟骨上動脈陷者中手少陰之原兑骨即神門穴在手掌後鋭骨端陷者中膽之原丘墟在足外踝如前陷者中胃之原衝陽在足跌上去内庭五寸高骨間動脈三焦之原陽池在手表腕上陷者中膀胱之原京骨在足小指外側本節後大骨下白肉際陷者中大腸之原合谷在手大指次指岐骨間陷者中小腸之原腕骨在手外

側腕前起骨下陷者中。

按靈樞九鍼十二原篇曰陽中之少陰肺也其原出於太淵
太淵二陽中之太陰心也其原出於大陵大陵二陰中之少
陽肝也其原出於太衝太衝二陰中之至陰脾其原出於太白
太白二陰中之太陰腎也其原出於太谿太谿二膏之原出
於鳩尾鳩尾一肓之原出於脖胦脖胦一凡此十二原者主
治六府五藏之有疾者也脹取三陽飧泄取三陰是靈樞以
五藏之十二穴為原此則以六藏六府十二經各有原言心
之原出大陵者即候包絡之病蓋君相之血脈通貫也言少
陰之原出於兑骨者少陰心也兑骨即神門邪客篇曰少陰

獨無俞者。不病乎。曰。其外經病而藏不病。故獨取經於掌後銳骨之端。即此義也。越人之意非謂心有兩原。乃指君相氣合厥陰少陰可同治也。

十二經皆以俞為原者。何也。然。五藏俞者。三焦之所行氣之所留止也。三焦所行之俞為原者。何也。然。臍下腎間動氣者。人之生命也。十二經之根本也。故名曰原。三焦者。原氣之別使也。主通行三氣。經歷於五藏六府。原者。三焦之尊號也。故所止輒為原。五藏六府之有病者。皆取其原也。

十二經皆以俞為原者。言九鍼十二原。中皆以五藏之俞穴為原。非謂六府也。然。五藏六府之俞皆係三焦之所行其氣所留止之處也。故稱曰原。三焦之根起於腎間命門。人之生命之原、十二經之根本，皆系乎此。由鼻吸入之天陽，過肺歷心，引心火，循脊膂，入腎系，至命門，蒸膀胱之水，化氣上騰。三焦主持相火，為腎中原氣之別使，是十二經之營衛流行，皆三焦之所使也。通行生氣於五藏六府之俞穴，其所留止，輒謂之原。以其原於命門動氣間而得名，亦以見三焦乃腹包膜。其連綱脂膜，皆三焦之物，為統攝藏府之郛郭也。

六十七難曰：五藏募皆在陰，而俞在陽者，何謂也？然：陰病行陽，陽病行陰，故令募在陰，俞在陽。

募音慕。經氣結聚處也。俞，輸轉之義。經氣由此而輸於彼也。

五藏之募皆在腹肺之募中府二穴在胸部雲門下同身寸之一寸乳上三肋間動脉陷中屬本經心之募巨闕一穴在鳩尾下同身寸之一寸屬任脉脾之募章門二穴在大横外直臍端屬肝經肝之募期門二穴在不容兩旁各同身寸之一寸五分直乳第二肋端屬本經腎之募京門二穴在監骨腰中挾脊季肋外屬膽經五藏之俞皆在背肺俞在第三椎之間心俞在五椎之間肝俞在九椎之間脾俞在十一椎之間腎俞在十四椎之間又有膈俞者在七椎之間皆挾脊兩旁各同身寸之一寸五分總屬足太陽經也陰病行陽陽病行陰者背為陽腹為陰俞在於背俞者藏中陰氣之所輸也

是以陰病行於陽也。募在於腹。募者。藏中陽氣之所結也。是以陽病行於陰也。以見陰陽經絡。氣相交貫。藏府腹背氣相通應。故其病氣之結聚輸轉之處。交相会也。經曰。從陽引陰。從陰引陽。即此義也。

按内經六府亦有募有俞。不獨五藏為然也。此章明藏府陰陽之氣。交相通貫。言五藏而不及六府者。省文也。胃之募中脘一穴。在臍上同身寸之四寸。屬任脉。大腸募天樞二穴。在肓俞旁。同身寸之一寸五分。挾臍二寸。屬胃經。小腸募関元一穴。在臍下同身寸之三寸。屬任脉。膽募日月二穴。在期門下。同身寸之五分。直乳第二肋下。屬本經。膀胱募中極一穴。

在臍下同身寸之二寸三分。屬任脈。此六府之募亦皆在腹。胃俞在十二椎之間。大腸俞在十六椎之間。小腸俞在十八椎之間。胆之俞在十椎之間。膀胱俞在十九椎之間。三焦俞在十三椎之間。又有心包俞在四椎之間。亦俱挾脊兩旁各同身寸之一寸五分。屬足太陽经也。觀陰陽募俞並舉為言則非獨指五藏明矣。故補註之。

六十八難曰。五藏六府各有井滎俞经合。皆何所主。然。经言所出為井。所流為滎。所注為俞。所行為经。所入為合。井主心下滿。滎主身熱。俞主体重節痛。经主喘咳寒熱。合主逆氣而泄。此五藏六府井滎俞经合所主病也。

主主治也經言靈樞九鍼十二原篇文也井山谷中泉水之所出也滎小水尚未能流利者也俞輸瀉之所注也經由俞而經過之徑也合水流而會合之處也井主心下滿者井應木木者肝肝主滿重節痛者俞應土土者脾脾主体重也經主欬嗽寒熱者經應金金者肺肺主寒熱也合主氣逆而泄者合應水水者腎腎主泄也此論五藏為病之一端耳不言六府者舉藏足以該府也然內經辨病取穴之法實止此不可執一說而不知變通也

按此七難論俞穴也然某穴至某穴之一寸者將謂周尺耶秦尺耶漢尺耶抑近世之尺耶衆說紛紜莫衷壹是皆為不

四十五

明同身取寸之義也或以患人之中指中節取寸便為獨得心傳殊不知瘦人指長而身小則背腹之横寸豈不太濶肥人指短而身長則背腹之横寸豈不太狹有身長指長而頭小者則頭闊之寸豈不嫌長有身短指短而頭大者則頭闊之寸豈不嫌短似此肥瘦長短之差訛安能準的所謂同身取寸者必同其身体而取之也考其法以靈樞骨度篇尺寸為主再量人身尺寸隨取而折之自無長短肥瘦之差訛假如骨度篇云肩至肘長一尺七寸量患人由肩至肘長一尺三寸六分以八折合之所云某穴至某穴一寸者僅得八分餘可類推此同身取寸之活法鍼灸之要事不可不知也

附靈樞骨度篇

黄帝問于伯高曰脉度言經脉之長短何以立之伯高曰先度其骨節之大小廣狹長短而脉度定矣黄帝曰願聞衆人之度人長七尺五寸者其骨節之大小長短各幾何伯高曰頭之大骨圍二尺六寸胸圍四尺五寸腰圍四尺二寸髮所覆者顱至項尺二寸（甲乙經尺字上有一字）髮以下至頤長一尺君子終折（甲乙經君子作男子）結喉以下至缺盆中長四寸缺盆以下至髑骬長九寸過則肺大不滿則肺小髑骬以下至天樞長八寸過則胃小小天樞以下至横骨長六寸半過則迴腸廣長不滿則狹短横骨長六寸半横骨上廉以下至内輔之上廉長一尺八

寸內輔之上廉以下至下廉長三寸半內輔下廉下至內踝長一尺三寸內踝以下至地長三寸故骨圍大則太過小則不及角以下至柱骨長一尺行腋中不見者長四寸腋以下至季脇長一尺二寸季脇以下至髀樞長六寸髀樞以下至膝中長一尺九寸膝以下至外踝長一尺六寸外踝以下至京骨長三寸京骨以下至地長一寸耳後當完骨者廣九寸耳前當耳門者廣一尺三寸兩顴之間相去七寸兩乳之間廣九寸半（甲乙經作廣八寸）兩髀之間廣六寸半足長一尺二寸廣四寸半肩至肘長一尺七寸肘至腕長一尺二寸半腕至中指本節長四寸本節至其末長四寸半項髮以下至背骨長二寸

半。膂骨以下至尾骶二十一節長。三尺上。節長一寸四分分分之一。奇分在下。故上七節至於膂骨九寸八分分之七。此衆人骨之度也。所以立經脈之長短也。是故視其經脈之在于身也。見其浮而堅。其見明而大者多血。細而沉者多氣也。

右第五卷。六十二難至六十八難論俞穴。

四一二

159

四十七

難經正義卷之六

古邗葉霖學

六十九難曰：經言虛者補之，實者瀉之，不虛不實，以經取之，何謂也？然：虛者補其母，實者瀉其子，當先補之，後瀉之。不虛不實，以經取之者，是正經自生病，不中他邪也，當自取其經，故言以經取之。

經言，《靈樞·經脈篇》也。虛，血氣虛也；實，血氣實也。補之，行鍼用補法也；瀉之，行鍼用瀉法也。以經取之，言循其本經所宜刺之穴也。母，生我者也；子，我生者也。《經脈篇》載十二經皆有盛則瀉之，虛則補之，不盛不虛，以經取之。虛者補其母，實者瀉其子，蓋子能令母實，母能令子虛也。假令肝病虛，則補其母合即足厥陽之合曲泉穴是也肝病實則瀉其子滎即足厥陰之榮行間穴是也當先補之然後瀉之兩句滑氏謂即後篇陽氣不足陰氣有餘當先補其陽而後瀉其陰之意然於此義不屬非厥誤即羨文也若憂愁思慮則傷心形寒飲冷則傷肺恚怒氣逆則傷肝飲食勞倦則傷脾久坐溼地強力入水則傷腎正經自病非五邪所傷者即於本經取當刺之穴以刺之不必補母瀉子也

七十難曰經言春夏刺淺秋冬刺深者何謂也然春夏者陽氣在上人氣亦在上故當淺取之秋冬者陽氣在下人氣亦在下故當深取之

靈樞終始篇曰春氣在毛夏氣在皮膚秋氣在分肉冬氣在筋骨此四時之氣也其四時受病亦各隨正氣之淺深故用鍼以治病者各依四時氣之淺深而取之也陽氣者謂天地之氣也人氣者營衛之氣也上言皮肉之上下言筋骨之中淺取深取必中其病也滑氏曰春夏之時陽氣浮而上人氣亦然故刺之當淺欲其無太過也秋冬之時陽氣沉而下人氣亦然故刺之當深欲其無不及也經曰必先歲氣毋伐天和此之謂也

春夏各致一陰秋冬各致一陽者何謂也然春夏温必致一陰者初下鍼沉之至腎肝之部得氣引持之陰也秋冬寒必致一

陽者初内鍼淺而浮之至心肺之部得氣推内之陽也是謂春夏必致一陰秋冬必致一陽

致取也温時令温也寒時令寒也經言春夏養陽者陽盛則則陰不足必取一陰之氣以養陽也秋冬養陰者陰盛則不足必取一陽之氣以養陰也沉之深入其臓至腎肝之位引其陰氣出之於陽也浮之謂淺内其臓至心肺皮血之位推其陽氣入之於陰也

按滑氏曰春夏氣温必致一陰者春夏養陽之義也初下鍼即沉之至腎肝之部俟其得氣乃引鍼而提之以至於心肺之分所謂致一陰也秋冬氣寒必致一陽者秋冬養陰之義

也。初内鍼淺而浮之當心肺之部。俟其得氣推鍼而内之以達於腎肝之分所謂致一陽也。然致陰致陽之説越人特推其理有如是者耳。凡用鍼補瀉自有所宜。初不必以是相拘也。

七十一難曰。經言刺榮無傷衛。刺衛無傷榮。何謂也。然。鍼陽者卧鍼而刺之。刺陰者先以左手攝按所鍼榮俞之處。氣散乃内鍼。是謂刺榮無傷衛。刺衛無傷榮也。

營衛者血氣之道路。以陰陽而分表裏者也。營爲陰衛爲陽。營行脉中屬裏。衛行脉外屬表。若營衛有病各中其所。不得誅伐無過也。素問刺齊論曰。刺骨無傷筋。刺筋無傷肉。刺肉無傷脉。刺脉無傷皮。刺皮無傷肉。刺肉無傷筋。刺筋無傷骨。亦此義也衛為外表陽行乎脉外欲其淺故刺衛者宜卧鍼而刺之以陽氣輕浮過之恐傷營也營為裏陰行乎脉中欲其深过衛始可至營也故刺營者先以左手攝按所刺之穴良久使衛氣漸散離其處然後内鍼則鍼得至營而不傷衛矣此刺陽刺陰之道也

七十二難曰经言能知迎隨之氣可令調之調氣之方必在陰陽何謂也然所謂迎隨者知榮衛之流行經脉之往来也隨其逆順而取之故曰迎隨

经言靈樞終始篇曰陽受氣於四末陰受氣於五臟故瀉者迎之補者隨之知迎知隨氣可令和和氣之方必通陰陽是

迎隨之法瀉補之道也陽經主外故從四末始陰經主內故從五藏始迎者鍼鋒迎其氣之方來而未盛以奪之也隨者鍼鋒隨其氣之方去而未虛以濟之也然必知營衛之流行經脈之往來知之而後可察病之陰陽逆順隨其所當而行施補瀉也

調氣之方必在陰陽者知其內外表裏隨其陰陽而調之故曰調氣之方必在陰陽

調氣之方必在陰陽者在察也內為陰而主裏外為陽而主表察其病在陰在陽是虛是實而補之瀉之或從陽引陰或從陰引陽或陽病治陰或陰病從陽而令其調和也楊氏曰

陰虛陽實者則補陰瀉陽陽虛陰實者則補陽瀉陰或陽併於陰陰併於陽或陰陽俱虛或陰陽俱實皆隨其病之所在而調之則病無不已也

按鍼法言補不可深泥丹溪亦常論之非無謂也素問陰陽應象大論曰形不足者溫之以氣精不足者補之以味鍼乃砭石所製既無氣又無味破皮損肉發竅於身氣皆從竅而出何得爲補經謂氣血陰陽俱不足勿取以鍼和以甘藥者是也然內難鑿言補瀉之法者何耶夫讀書貴乎融貫不可膠刻迎而奪之固屬瀉其實邪隨而濟之亦可去其虛邪蓋邪去則正安去邪即所以補正非鍼法之補能生長血氣也

仲景治虛勞而傷其營衛者以大黄䗪蟲丸主之方中多屬攻藥以發血去肺氣利則新血自生正氣自復而營衛行營衛行則肌肉充而虛勞補矣此先聖後賢其意一也將謂鍼法之補可代參也則靈樞根結篇何以有營氣不足病氣不足此陰陽氣俱不足也不可刺之刺之則重不足重不足則陰陽俱竭血氣皆盡五藏空虛筋骨髓枯老者絶滅壯者不復之說若明乎此補瀉非可以一法盡豈獨鍼刺之無誤即湯藥亦不致南轅北轍矣

七十三難曰諸井者肌肉淺薄氣少不足使也刺之奈何然諸井者木也滎者火也火者木之子當刺井者以滎瀉之故經言

補補者不可以為瀉瀉者不可以為補此之謂也

諸井在手足指梢故曰肌肉淺薄也氣藏於肌肉之内肌肉淺薄則氣亦微故曰氣少不足使也井為木是火之母熒為火是木之子故肝木實瀉其熒此瀉子之法也如用補則當補其合也但瀉之復不能補故曰不可以為補蓋瀉則當以子補則當以母不可誤施也六十九難以別經為子母此則以一經為子母義雖各殊其理一也

按滑氏曰詳越人此說專為瀉井者言也若當補井則必補其合故引經言補者不可以為瀉瀉者不可以為補各有攸當也補瀉反則病益篤而有實實虛虛之患可不謹歟然瀉

子法下。故字上。該有論補母之法。故以此二句總結之。否則文氣不屬。此中或有闕簡。經言無考。姑俟知者。

七十四難曰：經言春刺井，夏刺滎，季夏刺俞，秋刺經，冬刺合者，何謂也？然：春刺井者，邪在肝；夏刺滎者，邪在心；季夏刺俞者，邪在脾；秋刺經者，邪在肺；冬刺合者，邪在腎。

春刺井者，井為木，非必春刺井，以其邪在肝木也。滎為火，夏刺滎者，以其邪在心火也。俞為土，季夏刺俞者，以其邪在脾土也。經為金，秋刺經者，以其邪在肺金也。合為水，冬刺合者，以其邪在腎水也。經言無考。越人去古未遠，古醫經猶得見之，而今亡之矣。

五十三

按靈樞順氣一日為分四時篇曰藏主冬冬刺井色主春春刺榮時主夏夏刺俞音主長夏長夏刺经味主秋秋刺合是謂五變以主五俞與此同蓋以五藏之氣應五時之変而取五俞各有所主刺屬一穴者皆從于以透發毋氣也一言刺之正一言刺之変所以不同也若四時氣篇曰春取经血脈分肉之間甚者深取之間者浅刺之夏取盛经孫絡取分肉間絶皮膚秋取经俞邪在府取之合冬取井榮必深留之此言四時之氣各有所在故春取经脈於分肉之間夏取盛经孫絡分肉皮膚蓋春夏之氣從内而外也秋取经俞邪在府取之合此秋氣之復從外而内也冬取井榮必深留之謂冬

146

氣之藏於內也。本輸篇曰：春取絡脈諸滎大筋分肉之間，甚者深取之，間者淺取之。夏取諸俞孫絡肌肉皮膚之上。秋取諸合，餘如春法。冬取諸井諸俞之分，欲深而留之。此言陰陽氣血隨四時之生長收藏而淺深出入也。春氣在脈，故宜取絡脈；夏氣在孫絡，長夏氣在肌肉，故宜取孫絡肌肉皮膚之上。此春夏之氣從內而外也。秋氣降收，故如春法，蓋復從孫絡而入於絡脈也。冬氣收藏，故欲深而留之。此四時出入之序，人氣之所處，病之所舍，五藏應五時之所宜也。此兩節又不同然，各有義理之所在，不必求合也。

其肝心脾肺腎而繫於春夏秋冬者，何也？然：五藏一病，輒有五也假令肝病色青者肝也燥臭者肝也喜酸者肝也喜呼者肝也喜泣者肝也其病象多不可盡言也四時有數而並繫於春夏秋冬者也鍼之要妙在於秋毫者也

此復問肝心脾肺腎繫於春夏秋冬之故然五藏一病輒有五邪未可拘也假令肝病色青者肝也肝主色也臊臭者肝也而中有心病心主臭入肝為臊也喜酸者肝也而中有脾病脾主味入肝為酸也喜呼者肝也而中有肺病肺主聲入肝為呼也喜泣者肝也而中有腎病腎主液入肝為泣也舉一肝藏餘可類推以明五藏六府之病象多不止於此而皆統於金木水火土五行之所屬如四時之有定數而並繫於

春夏秋冬之所屬也。然其用鍼要妙。則在於秋毫之間。而其變無窮也。惟所問五藏之病。何以與四時相應。而答辭止言病狀如此。滑氏疑有闕誤。信夫。

七十五難曰。經言東方實。西方虛。瀉南方。補北方。何謂也。然。金木水火土。當更相平。東方木也。西方金也。木欲實。金當平之。火欲實。水當平之。土欲實。木當平之。金欲實。火當平之。水欲實。土當平之。東方肝也。則知肝實。西方肺也。則知肺虛。瀉南方火。補北方水。南方火。火者木之子也。北方水。水者木之母也。水勝火。子能令母實。母能令子虛。故瀉火補水。欲令金不得平木也。經曰。不能治其虛。何問其餘。此之謂也。

此章諸家詮註皆未足達越人之旨，惟徐氏經釋庶乎近焉。今就其義而引申之，東方實西方虛者，東方木也，肝也；西方金也，肺也。人之五藏應乎五行，宜平伏，不宜偏勝，若或一藏獨勝，則疾病生，須憑補瀉以調之也。調之之法，而言瀉南方補北方者，南方火為木之子，北方水為木之母也。論五行本然之道，木實金當平之，火實水當平之，土實木當平之，金實火當平之，水實土當平之，此自然之理也。今東方肝實，西方肺虛，金虛何能平木？論治當抑其太過，扶其不及，故曰瀉南方火，補北方水，此實則瀉其子也。夫火者，木之子也；水者，木之母也。瀉火則火衰而盜洩母氣，其火之勢減，亦不能凌金補水則火氣愈弱更竊木氣故曰水勝火也況木氣即泄金不受凌則虛者自復復則遂得平木之實用水既剋火其勢益實是以木之母水勝木之子火也而謂之子令母實母令子虛者蓋木之子火為木之母水所剋制則火能益水之氣故曰子令母實而水剋火能奪火之氣故曰母令子虛也觀上下文義則此子母兩字皆就肝木而言抑木即所以扶金也越人猶恐讀者誤会更申其義曰故瀉火補水者欲令金得以平木也若不知治金虛之法止以一經為補瀉則他病亦不能治也金下之不字滑氏謂衍文宜删極是

按滑氏曰金不得平木不字疑衍文東方實西方虛瀉南方

補北方者木金火水欲更相平也木火土金水之欲實五行之貪勝而務權也金水木火土之相平以五行所勝而制其貪也經曰一藏不平所勝平之東方肝也西方肺也東方實則知西方虛矣若西方不虛則東方安得過於實耶或瀉或補要亦抑其盛濟其不足損過就中之道也水能勝火子能令母實母能令子虛瀉南方火者奪子之氣使食母之有餘補北方水者益子之氣使不食於母也如此則過者退而抑者進金得平其木而東西方無復偏勝偏虧之患矣越人之意大抵謂東方過於實而西方之氣不足故瀉火以抑其木補水以濟其金是乃使金得與水相停故曰欲令金得平木

也。若曰金不得平木，則前後文義窒礙，竟說不通。使肝木不過，肺金不虛，復瀉火補水，不幾於實實虛虛耶？八十一難文義正與此互相發明。九峯蔡氏謂水火金木土穀惟脩，取相制以洩其過，其意亦同。故結句云：不能治其虛，何問其餘。蓋為知常而不知變者之戒也。此篇大意在肝實肺虛，瀉火補水上。或問：子能令母實，母能令子虛，當瀉火補土為是。蓋子有餘則不食母之氣，母不足則不能蔭其子。瀉南方火，乃奪子之氣，使食母之有餘；補中央土，則益母之氣，使得以蔭其子也。今乃瀉火補水，何歟？曰：此越人之妙，一舉而兩得之者也。且瀉火，一則以奪木之氣，一則以去金之剋；補水，一則以益金之氣一則以制火之光若補土則一於助金而已不可施於兩用此所以不補土而補水也或又問母能令子實子能令母虛五行之道也今越人乃謂子能令母實母能令子虛何哉曰是各有其說也母能令子實子能令以虛者五行之生化子能令以實母能令子虛者鍼家之予奪固不相侔也回明陳氏曰仲景云木行乘金名曰橫內經曰氣有餘則制以所勝而侮所不勝木實金虛是木橫而淩金侮所不勝也木實本以金平之然以其氣正強而橫金平之則兩不相伏而戰戰則實者亦傷虛者亦敗金虛本資氣於土然其時土亦受制未足以資之故取水為金之子又為木之母於是瀉火

補水使水勝火則火餒而取氣於木木乃減而不復實水為木母此母能令子虛也木既不實其氣乃平平則金免木凌而不復虛水為金子此子能令母實也所謂金不得平木不得凌經以金平其木必瀉火補水而旁治之使木金之氣自然兩平耳今按陳氏此說亦自有理但為不之一字所纏未免牽强費辭不若直以不字為衍文可觀八十一篇中當知金平木一語可見矣滑氏註于釋子令母實母令子虛未能明顯不若陳氏之說較為曉暢也然以木為火之母水為金之子為言其義雖通於越人之旨究隔一間

又按王氏曰余每讀至此難未嘗不歎夫越人之得經旨而

五十八

悼夫後世之失經旨也先哲有言凡讀書不可先看註解且將經文反覆而詳味之得自家有新意却以註解參校庶乎經以昭然而不為他說所蔽若先看註解則被其說橫吾胸中自家却無新意矣余平生所備服此訓所益甚多且如難經此篇其言周備純正足為萬世法後人紛紛之論其可憑乎夫實則瀉之虛則補之此常道也人皆知之今肝實肺虛乃不瀉肝而瀉心此則人亦知之至於不補肺補脾而補腎此則人不能知惟越人知之耳夫子能令母實母令子虛以常情觀之則曰心火實致肝木亦實此子能令母實也脾土虛致肺金亦虛此母能令子虛也心火實固由自旺脾

151

土虛乃由肝木制之法當瀉心補脾則肝肺皆平矣越人則不然其子能令母實子謂火母謂木固與常情無異其能令子虛母謂水子謂木則與常情不同矣故曰水者木之母也子能令母實一句言病因也母能令子虛一句言治法也其意蓋曰火為木之子子助其母使之過分而為病矣今將何以處之惟有補水瀉火之治而已夫補水者何謂也蓋水謂木之母若補水之虛使力可勝火火勢退而木勢亦退此則母能虛子之義所謂不治之治也若曰不然則母能令子虛一句將歸之脾肺乎既歸於脾肺今何不補脾乎夫五行之道其所畏者畏所剋耳今火大旺水大虧火何畏乎惟其無畏

則愈旺而莫能制苟非滋水以求勝之孰能勝也水勝火三字此越人寓意處細觀之勿輕忽也雖瀉火補水並言然其要又在補水耳後人乃言獨瀉火而不用補水又白瀉火即是補水得不大遠越人以與經旨之意乎若果不用補水經不必言補北方越人不必言補水矣雖水不虛而火獨暴旺者固不必補水亦可也若先因水虛而致火旺者不補水可乎水虛火旺而不補水則藥至而暫息藥過而復作將精年累月無有窮已安能絕其根哉雖苦寒之藥通為抑陽扶陰不過瀉火邪而已終非腎臟本藥不能滋養北方之真陰也欲滋真陰舍地黃黃蘗之屬不可也且夫肝之實也其因有

二心助肝肝實之一因也肺不能制肝肝實之二因也肺之虛也其因亦有二心剋肺肺虛之一因也脾受肝剋而不能生肺肺虛之二因也今補水而瀉火火退則木氣削又金不受剋而制木東方不實矣金氣得平又土不受剋而生金西方不虛矣若以虛則補母言之肺虛則當補脾豈知肝氣正盛剋土之深雖每日補脾安能敵其正盛之勢哉縱使土能生金金受火剋亦所得不償所失矣此所以不補土而補水也或疑木旺補水恐水生木而木愈旺故聞獨瀉火不補水論忻然而從之殊不知木已旺矣何待生乎況水之虛雖峻補不能復其本氣安有餘力生木哉若能生木則能勝火矣

或又為補水者欲其不食於母也不食於母則金還矣豈知火剋金土不生金金之虛已極尚不能自給水雖食之何所食乎若然則金虛不由于火之剋土之不生而由於水之食耳豈理也哉縱水不食金金亦未必能復常也金不得平木一句多一不字所以瀉火補水者正欲使金得平木也不字當删去不能治其虛何問其餘虛指肺虛而言也瀉火補水使金得平木正所謂能治其虛不補土不補金乃瀉火補水使金自平此法之巧而妙者苟不能曉此法而不能治此虛則不須問其他必是無能之人矣故曰不能治其虛何問其餘若夫上文所謂金木水火土更相平之義不繁解而自明茲

153

故弗具也夫越人亞聖也論至於此敢不斂衽但說者之數融故辨愚之按伯仁受針法於東平高洞陽故專以鍼法補瀉註要道不習鍼故以用藥論若越人則一以貫之學者習玩斯篇於補瀉之法獲益非淺

七十六難曰何謂補瀉當補之時何所取氣當瀉之時何所置氣然當補之時從衛取氣當瀉之時從榮置氣其陽氣不足陰氣有餘先補其陽而後瀉其陰陰氣不足陽氣有餘當先補其陰而後瀉其陽榮衛通行此其要也

衛為陽而主氣乃陽明水穀之悍氣合經脈中出諸氣衛之氣血散入孫絡纏布周身以充膚熱肉澹滲毫者也營為陰

而主血乃奉心化赤之血氣由心至胞室循行十二經脉日夜五十周以應呼吸漏下者也靈樞衛氣篇曰浮氣之不循經者謂衛氣其精氣之行於經者為營氣是也此言用鍼取何氣為補而其所瀉之氣則置之何地也答辭謂補則從衛取氣蓋取浮氣之不循經者補虛處瀉則從營置氣置猶棄置之置蓋從營置其氣而不用也然人之病情不一補瀉之法尤當審其陰陽虛實也若衛虛而營實者以陽氣不足陰氣有餘則先補陽而後瀉陰以和之若營虛而衛實者以陰氣不足陽氣有餘則先補陰而後瀉陽以和之如此補瀉之法先後有序則陰陽得其平營衛之氣自然通暢流行矣終

始篇曰陰盛而陽虛先補其陽後瀉其陰而和之陰虛而陽盛先補其陰後瀉其陽而和之所謂盛則瀉之虛則補之此其義也

七十七難曰經言上工治未病中工治已病者何謂也所謂治未病者見肝之病則知肝當傳之與脾故先實其脾氣無令得受肝之邪故曰治未病焉中工治已病者見肝之病不曉相傳但一心治肝故曰治已病也

靈樞逆順篇曰上工刺其未生者也其次刺其未盛者也其次刺其已衰者也下工刺其方襲者也與其形之盛者也其病之與脈相逆者也故曰方其盛也勿敢毀傷刺其已衰事必大

昌故曰上工治未病不治已病此之謂也此言治病上工刺其病之未生其次刺其初來未盛再其次則刺其已衰如兵法之避其來鋭擊其惰歸也故伯高曰無迎逢逢之氣無擊堂堂之陣無刺熇熇之熱無刺漉漉之汗無刺渾渾之脈無刺病與脈相逆者是也下工不知此義刺其邪之方襲於經脈之中或刺其邪之方盛於皮膚之間或刺其邪正相攻之時乘不能圖功皆足以僨事也此論刺法須及其病未生並方退之時乃可用鍼然凡病皆當預圖於早勿待病成方治以貽後悔也治之早則用力少而成功多所謂曲突徙薪之勳宜加於焦頭爛額之上也治病固當如此而處天下事概當

如此豈止鍼法為然哉夫五藏之氣旺則其資所生由肝生心心生脾脾生肺肺生腎腎生肝順傳則吉也病則侮其所剋肝剋脾脾剋腎腎剋心心剋肺肺剋肝逆傳則凶也上工未治病者治所傳未病之藏也是以見肝之病知肝傳脾當先實脾使肝病不得傳而可愈也故曰治未病中工昧此見肝病而徒治其肝則肝未已脾病復起故曰治已病也素問玉機真藏論曰五藏受氣於其所生傳之於其所勝氣舍於其所生死於其所不勝病之且死必先傳行至其所不勝病乃死此言氣之逆行也故死亦此義也

按此章乃古醫經奧旨微言越人暢其厥義然尤有未盡者

仲景金匱引申之足為後學津筏問曰上工治未病何也師曰夫治未病者見肝之病知肝傳脾當先實脾四季脾旺不受邪勿補之中工不曉相傳見肝之病不解實脾惟治肝也夫肝之病補用酸助用焦苦益用甘味之藥調之酸入肝焦苦入心甘入脾脾能制腎腎氣微弱則水不行水不行則心火氣盛心火氣盛則制肺肺被制則金氣不行金氣不行則肝氣盛則肝自愈此治肝補脾之要妙也肝虛則用此法實則不在用之經曰虛虛實實補不足損有餘是其義也餘臟準此此條須分三段看上段言肝病必傳於脾木剋土也上工必先實脾脾實不受木剋則肝病以不得傳而可愈也然

藏氣之衰旺與時令相流通四季辰戌丑未四月每季土旺十八日合算奇零以五行各旺七十二日之數脾土當旺則不受邪即勿補之而肝木亦不得肆其侮也設過補脾又犯實實之戒矣中工不識五行衰旺傳尅之義見肝之病惟治已病之肝不知實未病之脾也中段言肝之為病多虛蓋虛則受邪也肝木既虛肺金必侮其不勝上工治此必在肺金未侮肝木之先有以制之用酸以補肝之本体用焦苦以助其子心火使不洩肝木之氣而尅制金肺用甘以益脾土而制水水弱則火旺火旺則金制金制則木不受尅而肝病自愈矣此亢則害承乃制隔二隔三之治故曰此治肝補脾之

要妙也末段言肝虛則用此法肝實不用此法也中工不明虛實之理虛者瀉之是為虛虛實者補之是為實實故又引經文補不足瀉有餘以證其義而再曰餘藏準此蓋舉一肝藏一隅三反餘可類推也此與七十五難之瀉南方補北方之義略同而尤氏註金匱不明隔治之理謂酸入肝以下十五句為後人添註誤矣

七十八難曰鍼有補瀉何謂也然補瀉之法非必呼吸出內鍼也然知為鍼者信其左不知為鍼者信其右當刺之時必先以左手厭按所鍼滎俞之處彈而努之爪而下之其氣之來如動脈之狀順鍼而刺之得氣因推而內之是謂補動而伸之是謂

瀉不得氣乃與男外女内不得氣是謂十死不治也
鍼法之補瀉候呼内鍼候吸出鍼者補也候吸内鍼候呼出鍼者瀉也素問離合真邪論曰吸則内鍼無令氣忤静以久留無令邪布吸則轉鍼以得氣為故候呼引鍼呼盡乃去大氣皆出故命曰瀉呼盡内鍼静以久留以氣至為故如待所貴不知日暮其氣以至適而自護候吸引鍼氣不得出各在其處推闔其門令神氣存大氣留止故命曰補此内經呼吸出内補瀉候氣之常法也越人以鍼法不僅守此善於用鍼者凡下鍼之時先定其穴便以左手壓按所鍼之處以指彈擊而努揉之以爪掐引而下之以致其氣其氣之來如動

脉之狀。順鍼而刺之。鍼得氣。推其鍼而内入之。是謂補。搖動其鍼而引伸之。是謂瀉。若候氣久而不至。於男子則候之於衛外。女子則候之於營内。若再求之不得。則營衛之氣已脱。鍼必無功。是屬不治之證也。

按滑氏曰。彈而努之。鼓勇之也。努讀若怒。爪而下之。掐之稍重。皆欲致其氣之至也。氣至指下。如動脉之狀。乃乘其至而刺之。順猶循也。乘也。停針待氣。氣至鍼動。是得氣也。因推針而内之。是謂補。動鍼而伸之。是謂瀉。此越人心法。非呼吸出内者也。是固然矣。若停鍼候氣。久而不至。乃與男子則淺其鍼而候之衛氣之分。女子則深其鍼而候之營氣之分。如此而又仍不得氣。是謂其病終不可治也。篇中前後二氣字不同，不可不辨。言前氣之來如動脈狀，未刺之前，左手所候之氣也。後言得氣不得氣，鍼下所候之氣也。此是兩節。周仲立乃云：凡候氣，左手宜略重之。候之不得，乃與男則少輕其手於衛氣之分候之，女則重其手於營氣之分候之。如此則既無前後之分，又昧停鍼待氣之道，尚何所據為補瀉耶。

七十九難曰：經言迎而奪之，安得無虛？隨而濟之，安得無實？虛之與實，若得若失；實之與虛，若有若無，何謂也。

經言，靈樞九鍼十二原篇曰：迎而奪之，惡得無虛？隨而濟之，惡得無實？迎之隨之，以意和之，鍼道必矣。小鍼解曰：言實與

虛若有若無者言實者有氣虛者無氣也為虛為實若得若失者言補者似然若有得也瀉則恍然若有失也此節全引經文問補瀉虛實之義也

然迎而奪之者寫其子也隨而濟之者補母也假令心病寫手心主俞是謂迎而奪之者也補手心主井是謂隨而濟之者也

迎而奪之者瀉也隨而濟之者補也假令心病瀉手心主俞者心為君主法不受病受病者手心主包絡也靈樞所謂少陰無俞者是也心火也包絡屬手厥陰相火也其俞大陵土也土為火之子瀉其俞乃實則瀉其子也迎謂取氣奪謂瀉氣也心主之井中衝木也木為火之母今補心主之井乃虛

則補其母也。隨謂自衛取氣。濟謂補不足之經也。所謂實之與虛者。牢濡之意也。氣來實牢者為得。濡虛者為失。故曰若得若失也。

五藏虛即補其母。是謂隨而濟之也。實即瀉其子。是謂迎而奪之也。欲為補瀉。當先候鍼下之氣。如氣來充實堅牢者為得。可瀉之。如氣來濡弱虛微者為失。可補之。設不明實牢虛濡。虛安能辨其若得若失也哉。

按汪機曰。內經岐伯曰。迎而奪之。惡得無虛。言邪之將發也。先迎而亟奪之。無令邪布。故曰卒然逢之。早遏其路。又曰方其來也。必按而止之。此皆迎而奪之。不使其傳經而走絡也。

仲景曰太陽病頭痛七日已上自愈者以其行經盡故也若欲作再經者鍼足陽明使經不傳則愈刺瘧論曰瘧方欲熱刺跗上動脈開其孔出其血立寒瘧方欲寒刺手陽明太陰足陽明太陰隨井俞而刺之出其血此皆迎而奪之之驗也夫如是者譬如賊將臨境則先奪其便道斷其來路則賊失其所利惡得不虛而流毒移害於此可免矣隨而濟之惡得無實言邪之已过也隨後以濟助之無令氣忤故曰視不足者視其虛絡按而致之而刺之無出其血無泄其氣以通其經神氣乃平謂但通經脈使其和利抑安虛絡令其氣致又曰太陰瘧病至則善嘔嘔已乃衰即取之言其衰即取之也

160

此皆隨而濟之因其邪过経虛而氣或滯鬱也経曰刺微者按摩勿釋著鍼勿斥移氣於不足神氣乃得岐伯曰補必用員員者行也行者移也謂行未行之氣移未復之脉此皆隨而濟之之證也所以然者譬如人弱難步則隨助之以力濟之以舟則彼得有所資惡得不實其経虛氣鬱於此可免矣迎奪隨濟其義如此難経曰迎而奪之者瀉其子也隨而濟之者補其母也假令心病火也土為火之子手心主之俞太陵也實則瀉之是迎而奪之也木者火之母手心主之井中衝也虛則補之是隨而濟之也迎者迎於前隨者隨其後此假心為例餘可類推補瀉之云手心主所謂少陰無俞少手

陰與手厥陰同治也調氣必在陰陽者內為陰外為陽裏為陰表為陽察其病之在陰在陽而調之也如陰虛陽實則補陰瀉陽陽虛陰實則補陽瀉陰或陽併於陰陰併於陽或陽陰俱虛俱實皆隨其所見而調之機內難所論迎隨不同者內經通各經受病言難經主一經受病言病合於內經者宜從難經子母迎隨之法治之各適其宜庶合經意又玄珠經曰五運之中必折其鬱氣先取化源其法太陽司天取九月瀉水之源陽明司天取六月瀉金之源少陰司天取三月瀉火之源太陰司天取五月瀉土之源厥陰司天取年前十二月瀉木之源乃用鍼迎而取之之法也詳此迎取之法乃

161

治氣運勝實淫鬱，故用此法。以諸之與內難之法不同也。汪氏會通內難，釋明迎隨補瀉之義，亦頗曉暢，有益來兹，不嫌重複，故併錄之。

八十難曰：經言有見如入，有見如出者，何謂也？然：所謂有見如入者，謂左手見氣來至，乃內鍼，鍼入見氣盡，乃出鍼，是謂有見如入，有見如出也。

此論針之出入，必見其氣之已至已盡，而後可出可入也。經言有見如入，有見如出者，謂凡欲刺，先以左手按其穴，候其穴中之氣來而內，而其鍼入，候其氣盡乃出其鍼，非迎隨補瀉之法也。滑氏曰：所謂有見如入，下當欠有見如出四字。

如讀若而孟子書望道而未之見而讀若如蓋通用也

八十一難曰。經言無實實虛虛。損不足而益有餘。是寸口脈耶。將病自有虛實耶。其損益柰何。然。是病非謂寸口脈也。謂病自有虛實也。假令肝實而肺虛。肝者木也。肺者金也。金木當更相平。當知金平木。假令肺實而肝虛微少氣。用鍼不補其肝。而反重實其肺。故曰實實虛虛。損不足而益有餘。此者中工之所害也。

經言靈樞九鍼十二原也。夫治病之法。以平為期。虛者補之。實者瀉之。不足者益之。有餘者損之。若實者宜瀉而反補之。虛者宜補而反瀉之。不足者反損之。有餘者反益之。此皆誤治

六十九

也故曰無實實無虛虛損不足益有餘也但此所謂之虛實者不知其指脈言也指病言也故曰是寸口脈耶將病有虛實耶其損益之法將如何以治之故曰其損益奈何然此非脈之虛實乃病自有之虛實也故曰是病非謂寸口脈也假令肝實肺虛則金無平木之力當知瀉南方火補北方水作瀉二瀉三之治其金木始得相平也設或肺實肝虛便當抑金扶木而粗工昧此不知補肝而反重實其肺如此則肺益實而肝益虛是不獨不明瀉治之法而虛實莫辨反損其不足益其有餘不惟不能治其病而反害其人矣故復申之曰實實虛虛損不足益有餘此者中工之害也此章雖言鍼

法之補瀉實為總結全篇綱領蓋醫家於虛實之間不容稍誤若或稍誤害如反掌故越人不憚反覆丁寧諄諄垂戒也

或問難經問難内經之義者也而内經當難之義未必止此而越人獨問八十一難何所取義耶曰昉於老子道生一一生二二生三三之為九故九而九之為八十一章太玄以一元為三方自是為九而積之為八十一首素問離合真邪論并九九八十一篇以起黃鍾數焉古書多以八十一篇為數者實本乎此然辭雖簡而義該於診法經絡藏象病能俞穴鍼法莫不咸備如脉有根本人有元氣男生於寅女生於申木所以沉金所以浮金生於巳水生於申瀉南方火補北方水諸

說靈素未見。皆足以羽翼經文。而診法獨取寸口。以三部。其事約而易明。實為不磨之矜式也。詳其設問之辭。稱經言者。出於素問靈樞二經。固多。亦有二經無所見者。蓋據於古醫經。是難經一書。實與內經相表裏。而不可歧視者也。若潛心研究。尋其指趣。雖不能洞見五藏癥結。亦思過半矣。

右第六卷。六十九難至八十一難。論鍼法。